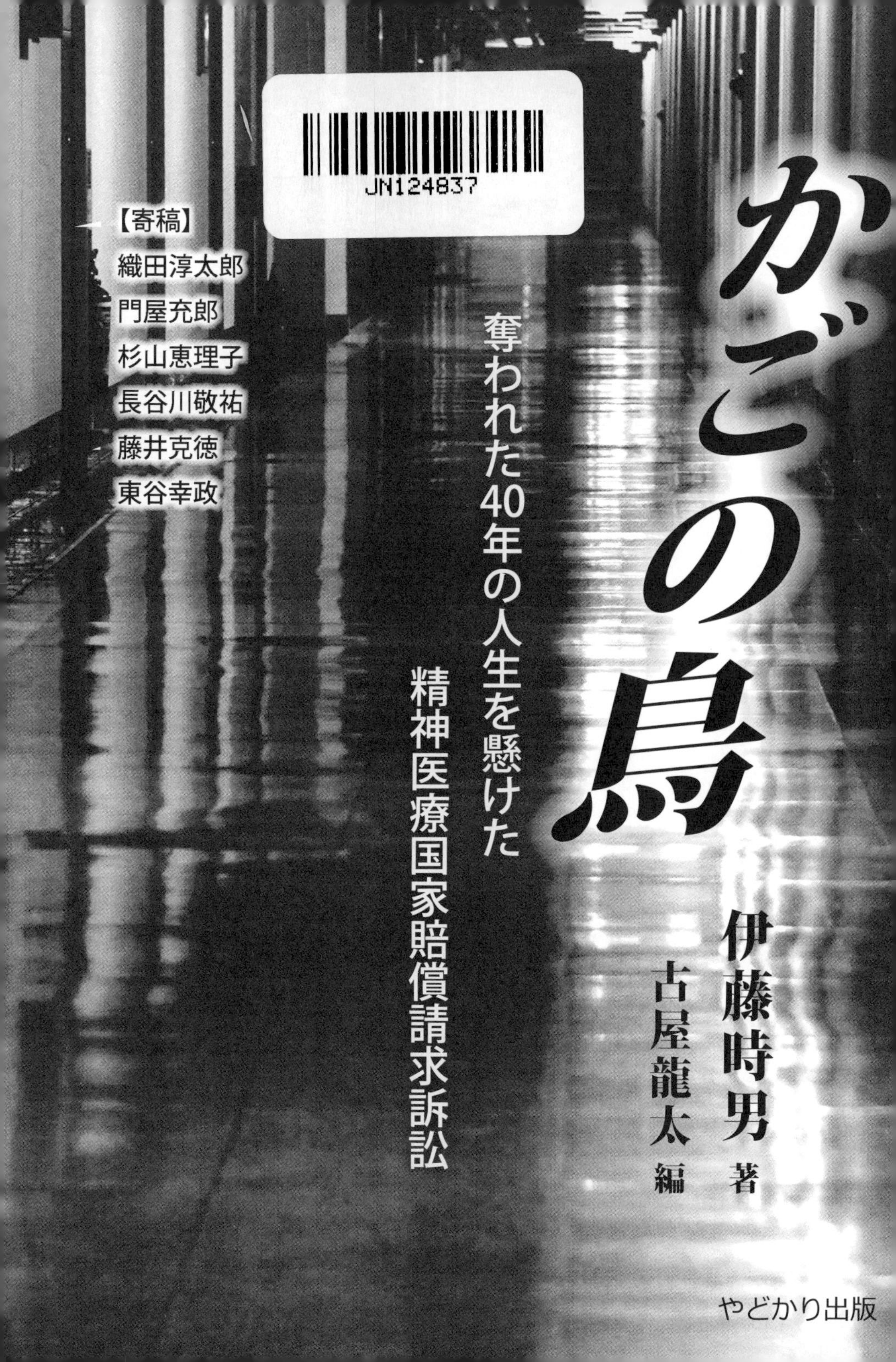

かごの鳥

伊藤時男 著

古屋龍太 編

奪われた40年の人生を懸けた
精神医療国家賠償請求訴訟

【寄稿】
織田淳太郎
門屋充郎
杉山恵理子
長谷川敬祐
藤井克徳
東谷幸政

やどかり出版

ふれあい

太田市　伊藤時男

ゴミ出しを忘れさせてる雪景色

原っぱにストレス吐いた跡がある

裏木戸を開ける小粋な招き猫

花時計地球の鼓動聞いている

ネズミ捕り今日も待ってる曲り角

真っ直ぐに心を磨く鋼の道

外出に鏡を見ては気取る妻

震災後苦労涙の初出荷

腹時計孫の気持ちがよくわかる

如月に鬼も逃げるよ豆つぶて

涙して歩いた道はダムの底

窓を拭き心すっきり深呼吸

腹時計過食の気持ちきざんでる

笑っても泣いても過去はもどらない

川柳で心の中を化粧する

にぎり飯心の中を化粧する

雑草に負けてたまるか泥軍手

おはようの言葉一つで温む朝

天と地を這いずり回り蟻ねむる

秋風に心和ます風が吹く

セシウムに負けてたまるかボランティア

鶴を折り平和の祈りドームの灯

大海に男気燃えるカツオ船

紅葉狩り心うきうき万歩計

平成のニートのギャルのスネかじり

「福島民友」川柳に掲載

■目次■

第Ⅳ部 資料

表紙2・3・4／各部扉 挿画……伊藤時男
第Ⅱ部写真……古屋龍太
表紙デザイン……石井知之

第Ⅰ部

精神医療国賠請求訴訟を提訴

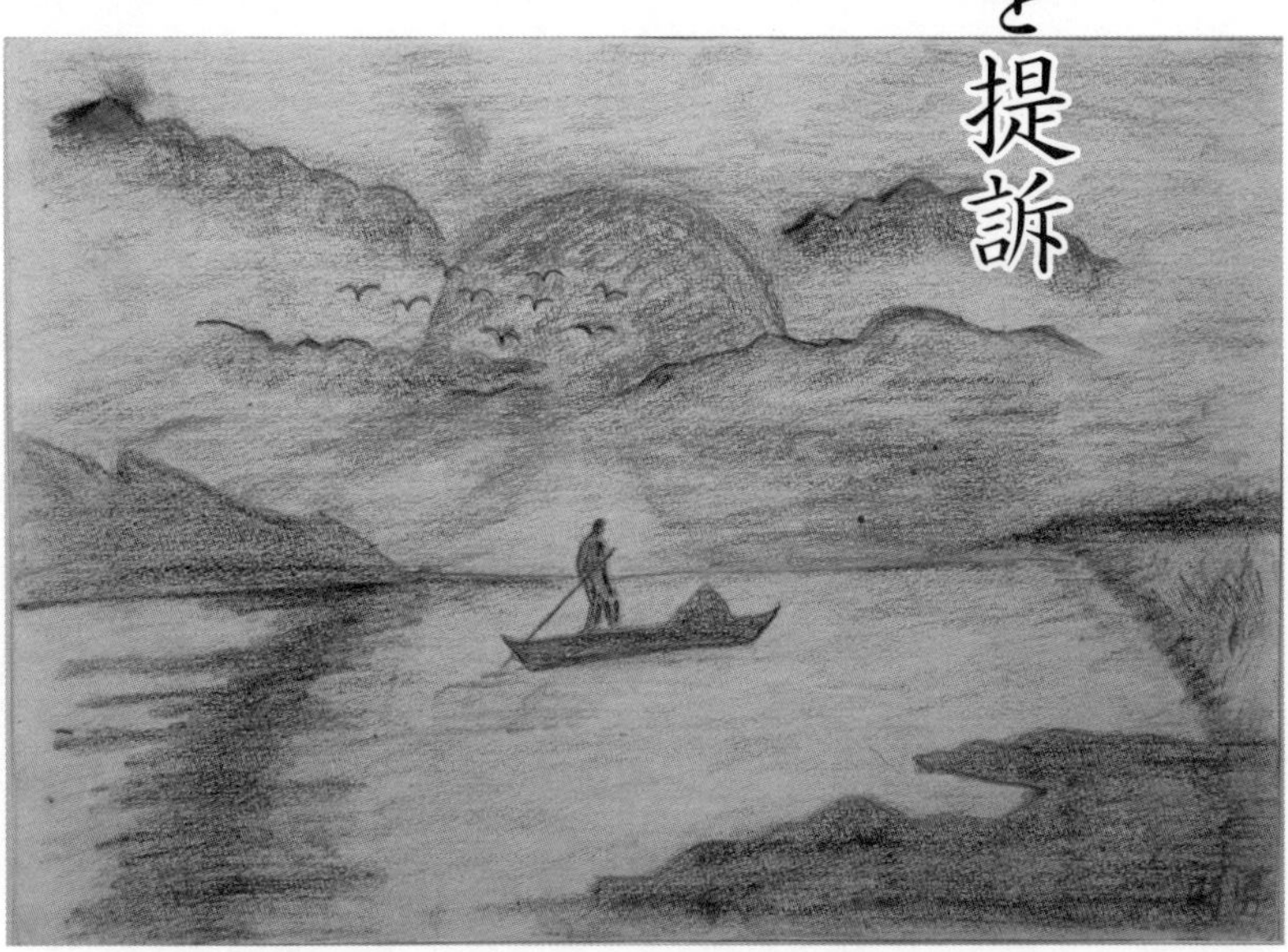

精神医療国家賠償請求訴訟　原告の意見陳述

1

私は、福島の病院に入院中、自分自身のことを思いながら「夢」という詩を作りました。その一部を朗読します。

「夢」（1992年）

外に出たい かごの鳥
毎日えさをついばむ
可愛想《かわいそう》だ
しかし 私もかごの鳥
私も同じ運命
毎日食事をし
いつものスケジュールをこなす
早くこの病棟から出たい
私もかごの鳥

私もかごの鳥
外を見る
小鳥たちは自由に 大空を飛び交う
私の夢
ちょっとでいいから自由に
外で遊んでみたい
大空を自由にはばたき
小さい人間を上から見下ろしてみたい
夢、夢、夢
そんな夢が叶《かな》えられたなら
私はもう かごの鳥でなくなる
ああ夢、ああ夢
ああ もうちょっと外に出て 空気にふれたい
新しい生活 病院にない
空気を思いっきり吸いたい

2

私は、10代後半から入院生活をさせられることになりました。私の入院生活は、本当に長かったです。東京での入院期間を含めると40年を超えます。

入院中の生活は、かごのなかの鳥のような生活でした。

病院から外出しようとしても許可が必要でした。自分の意思だけで好きなように外出することはできませんでした。

外出できたときも、近所の目は冷たかったです。近所の人から「うちの前を通らないでもらえますか」と言われたことは、ショックで今でも覚えています。

病棟内でも、何をするにも看護師などから監視されている生活でした。自分一人の自由はありません。

福島の病院では、院外作業として、養鶏場で鶏のふんを処理したり卵を洗ったりする仕事をしました。プラスチックの部品工場でも働きました。その後、院内作業として、病院内の厨房で皿洗いや盛り付けをしたりもしました。それらの作業をして、私がもらえるお金はわずかでした。それでも私は、ここで一生懸命働いていれば、いつかは退院させてもらえると思って、まじめに働き続けましたが、一生懸命働いても退院させてくれませんでした。私から退院したいという気持ちを伝えたことは何度もあります。それでも退院が実現することはありませんでした。

不自由な生活のなかでも、父親だけは面会に来てくれていました。幼いころに実の母親と死に別れた私にとって、大切な存在でした。父親が病院に来てくれることは私の入院生活での楽しみでもありました。しかし、私はそんな父親の死をすぐには知らせてもらえませんでした。1年以上も後になって、義理の母から父親の死を伝えられました。私は、大切な父親の死に目にも立ち会えず、葬式にも立ち会えなかったことに呆然とするしかありませんでした。

3

長期入院は、私だけの問題ではありません。私は入院期間が10年以上の人たちをたくさん見てきました。なかには、退院したいと言ったら看護師にダメと言われたことで絶望して常磐線に飛び込んで自殺をした女の人もいました。その女の人は入院期間が13年でした。開放病棟にいた人で、自殺は病気が原因ではありません。退院できないことの絶望感です。

私は自殺という手段を選ぶことはしませんでしたが、その人の気持ちはよくわかります。もうこれ以上、そういったことは起きてほしくありません。だから、私は、裁判を起こすことを決心しました。

4

私は、たまたま東日本大震災が起きたことがきっかけで、60歳を過ぎてからやっと「かご」から出ることができました。今は、自由に自転車でかけて、自由に買い物ができる、人間らしい生活が送れるようになりました。しかし、まだ「かご」のなかから出られない人はたくさんいます。この裁判で、少しでも日本の精神医療が変わり、そういった人たちの役にたてるようになればと願っています。

以上

2021年3月1日

原告　伊藤時男

精神医療国家賠償請求訴訟　代理人意見陳述

1　はじめに

今、原告が、入院中の生活、提訴に至った思いを語ってくれました。福島の病院で39年間と51日間もの長期間の入院を強いられ、その前の入院を合わせると、原告は、10代後半から、20代、30代、40代、50代と、その人生の大半の時期を、精神科病院内で過ごすことを余儀なくされました。普通なら、友人や家族と自由に会って楽しく過ごし、社会内で働いて自分で稼いだお金を自由に使ったり、結婚して家庭を持つなど、多くの人生経験を得る時期です。

日本の精神医療の実態を知らない人が聞いたら、これは、原告がたまたまその病院に入院してしまったことが不運だったのであって、その病院を相手に訴訟を提起すればよいのではないか、と思われるかもしれません。しかし、原告は、たまたま東日本大震災によって福島の病院が廃院となったため、転院、退院へと結びついたに過ぎません。原告のように入院している人が、日本の精神医療の中では、むしろ当たり前であることを、次に述べます。

2　日本の精神医療の実態

今、日本には約28万人もの人が精神科病院に入院しており、そのうち約13万人が医療保護入院という強制入院の状態です（H29精神保健福祉資料）。今、この法廷で陳述した原告も、約30年間医療保護入院でしたが、強制入院の必要を感じたでしょうか。

また、この28万人のうち、約4万9900人については、国も「受け入れ条件が整えば退院可能」とされています（H29年度患者調査）。原告は、このような患者の一人で、たまたま「受け入れ条件が整った」といえますが、残りの約4万9899人については、まだ入院しているということになります。

さらに、日本では、精神科での入院が5年以上になった65歳以上の患者さんについては、約3分の1が死亡によって退院になっている、という事実もあります（H28精神保健福祉資料）。原告が、このまま福島の病院で入院し続けて、亡くなっても、おかしくなかったのです。

このように、日本では、精神障害者は入院しているのが当たり前、ともすれば死ぬまで入院していてもおかしくないという、入院中心主義が、原告が入院していた時から、今でもずっと続いています。

3　世界の状況

では、この日本の状況は、精神医療の分野では、仕方のないことなのでしょうか。そんなことはありません。世界では、1970年代、80年代から、精神病床を減らし、精神障害者を病院に入院させるのではなく、地域で暮らしながら通院する、という方向に変わっていきました。そのため、平均在院日数も、1980年代から2000年代にかけて減っていき、今ではほとんどの国が約50日未満となったにもかかわらず、日本だけが相変わらず約300日と変わっていません。

4　提訴の意義

そして、日本にも、他の諸外国と同様に、入院中心の医療から、地域医療へと変わるきっかけは何度かありました。1968年にクラーク勧告が出され、その後もいわゆる宇都宮病院事件が国際的にも強く非難され、１９９１年には国際連合の「精神疾患を有する者の保護及びメンタルヘルスケアの改善のための諸原則」が採択されるなどして、外部から日本の精神障害者の人権について考えさせられる契機はあったのです。国内でも、精神病院における実態調査が行われ、精神障害者施策の方針の転換や予算の振り分けを見直す機会は何度もありました。

しかし、日本は抜本的に入院中心の精神障害者に対する施策を変えることなく、退院や地域医療を支える社会的資源は不足したままの状態が続いています。医療保護入院という、私人が強制的に入院させることができる制度についても、審査が形骸化した状態で（令和元年衛生行政報告）、裁量が過度に広すぎる運用がされています。国は、このような精神障害者に対する基本的な人権が侵害された状況を漫然と放置してきました。

私たちは、この裁判で、この日本の政策の被害者の一人である原告の訴えを通じて、この国の責任を問います。

残念ながら、今なお、日本では、精神障害者に対する偏見が非常に強いため、精神障害者は入院していて当たり前だと思われている人も多いかもしれません。しかし、裁判所においては、このような偏見を持つことなく、精神障害者も私たちと同じ人間であるという前提に立って、白紙の状態で原告の言葉を聞き、客観的な証拠を取り調べていただきたいと思っています。

以上

原告代理人　長谷川敬祐

第１回口頭弁論意見陳述より
当日の期日報告会（２０２１年３月１日１１時～弁護士会館５０８号会議室）資料より

第Ⅱ部

かごの鳥——伊藤時男さんインタビュー

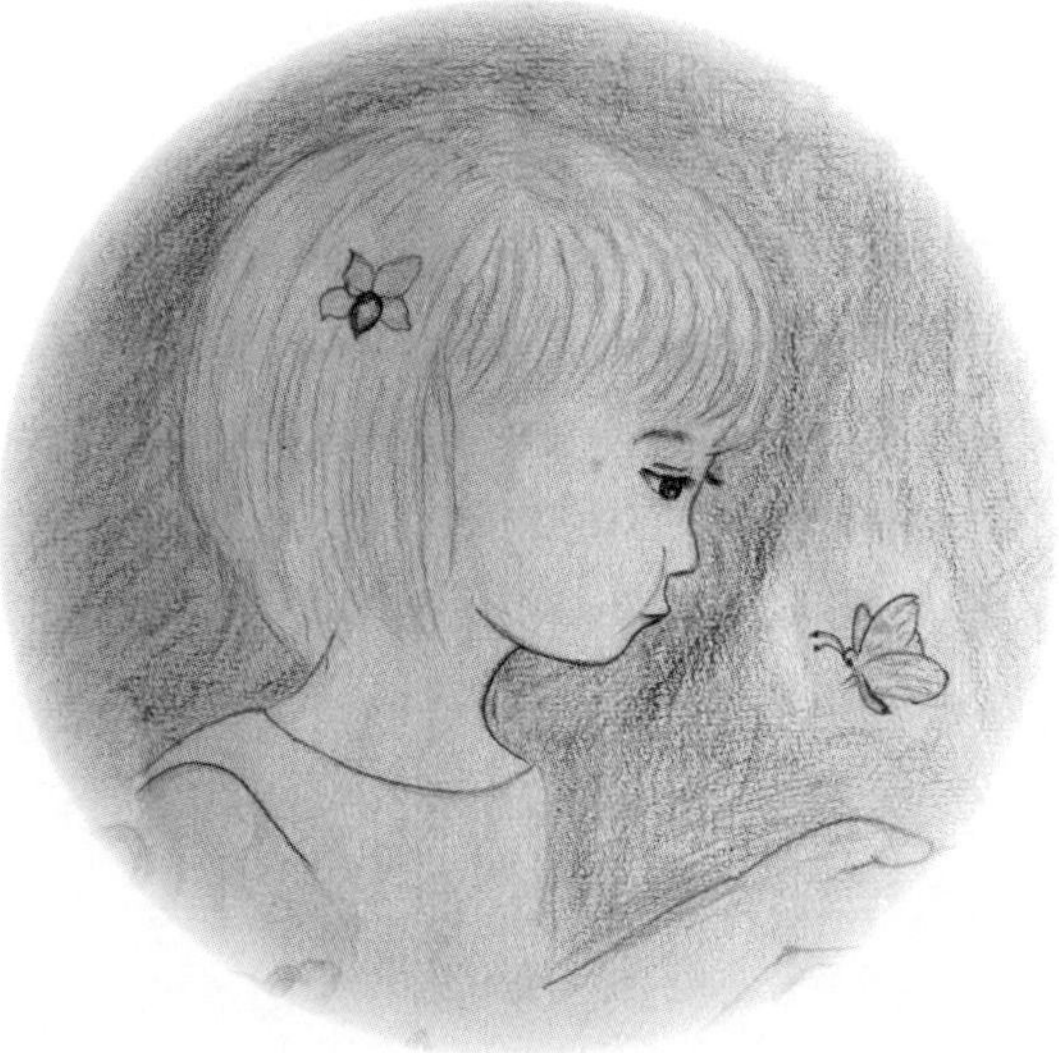

・このインタビューは２０２０年１２月３日に約２時間半、２０２２年９月２９日に約４時間、群馬県太田市の伊藤時男さん宅で行われたものです。
・収録された音声データからの反訳原稿をもとに、会話の文言を整理するとともに、一部順番を入れ替えるなどして再構成してまとめています。
・伊藤時男さんが入院・受診した医療機関名については、了解を得ることは難しいため、受診順に「Ａ～Ｋ病院」とアルファベットで匿名化しています。
・一方で、現在もかかわりのある地域での支援機関及び店舗等については、伊藤時男さんの日常生活のリアルを感じ取っていただきたく、実名で掲載しています。
・個人名については、基本的にはアルファベットで匿名化しましたが、ご了解が得られた方については、そのまま実名で記した場合もあります。
・一部、現在では差別的表現と考えられる言葉も出てきますが、伊藤時男さんの実感を表すために、そのまま掲載したことをご承知おきください。
・第Ⅳ部に掲載した「年表」記載の事柄を含めて、伊藤時男さんの記憶が一部不正確なところもあるかも知れませんが、その点はご容赦ください。

（インタビュー聴き手・構成……古屋龍太）

第1章　生い立ちと家族

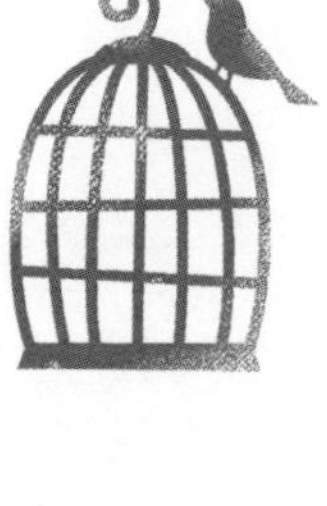

●実母と継母

――最初に精神科に入院するきっかけは東京にいた時ですよね？

１６歳です。１６歳後半です。１７歳になるかならないかって時、家出したんです。家出して、最後に叔父の世話になって、叔父の働いてる川崎のレストランで働くようになったんですよ。高校は１年の２学期頃まで行ってました。

――家が嫌になっちゃったんですか？

母親が後妻で、やっぱり俺が先妻の子どもだから、自分の子どもばっかり可愛がって。何ていうの、えこひいきっていうのかな。差別するから、やっぱり小さい頃から嫌いだった。だってね、小さい頃寝小便したら素っ裸にされて、表に放り出されて街歩いて来いって言われた。

――今だったら児童虐待だね。

うん。それから、小学校5年か6年の時、友だちの家に行って遊んでて、一升瓶のかけらが膝にグサッと刺さって怪我して帰ってきて、おふくろに事情言ったら、何言うかと思ったら「もっと怪我して帰ってくればいいんだ」ってこう言われた。その時、親父が経営していた会社の社員のいる前でそんなこと言われたから、俺は大泣きして涙が止まりませんでした。そんなおふくろだったから、こんな家いたくないと思って3回ぐらい家出しました。仙台に家出したり、東京に2回ぐらい家出したり。顔見んのも嫌だった。

　俺の実のおふくろは29歳で死んだ、結核で。これ（机の上の位牌を指差して）。昭和31年4月5日が命日。29歳で死んだんだ。おふくろ。俺5つぐらいの時。顔もわかんない。結核だったから病院にも行けないし。

――当時結核は多かったですよね。写真とかは残ってない？

　写真持ってたんだけど、なくしちゃったんだよな。形見の写真持ってたんだけど。記憶もないよ。喋ったこともないし、会ったこともないんだ。入院してたから、結核だからうつるから行けねえんだよ。だから顔もわかんねえんだよ。写真でしか知らない。写真で見ると綺麗な顔してるんだよ。

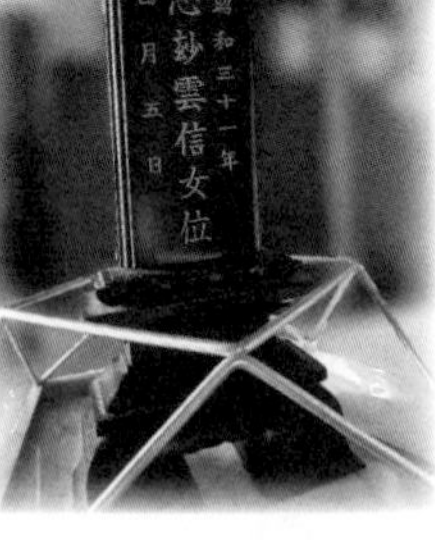

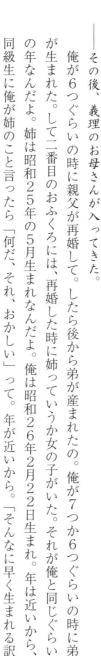

――その後、義理のお母さんが入ってきた。

　俺が6つぐらいの時に親父が再婚して。したら後から弟が産まれたの。俺が7つか6つぐらいの時に弟が生まれた。して二番目のおふくろには、再婚した時に姉っていうか女の子がいた。それが俺と同じぐらいの年なんだよ。姉は昭和25年の5月生まれなんだよ。俺は昭和26年2月22日生まれ。年は近いから、同級生に俺が姉のこと言ったら「何だ、それ、おかしい」って。年が近いから。「そんなに早く生まれる訳ねえ」って。俺は子どもだったからわからなかったから、「あれ、それもそうかな」なんて不思議だった。

――連れ子で再婚したので、お姉さんができた。その後弟が産まれた。

　そう。だから3人とも親が違う。連れ子の姉さんは今結婚して子どももいる。だけど会ったことねえ。高校1年の時離れてから会ったことない。弟とは会ってっけど。

――義母の下で時男さんが辛い思いしてたのは、お父さんはご存知だったんですかね？

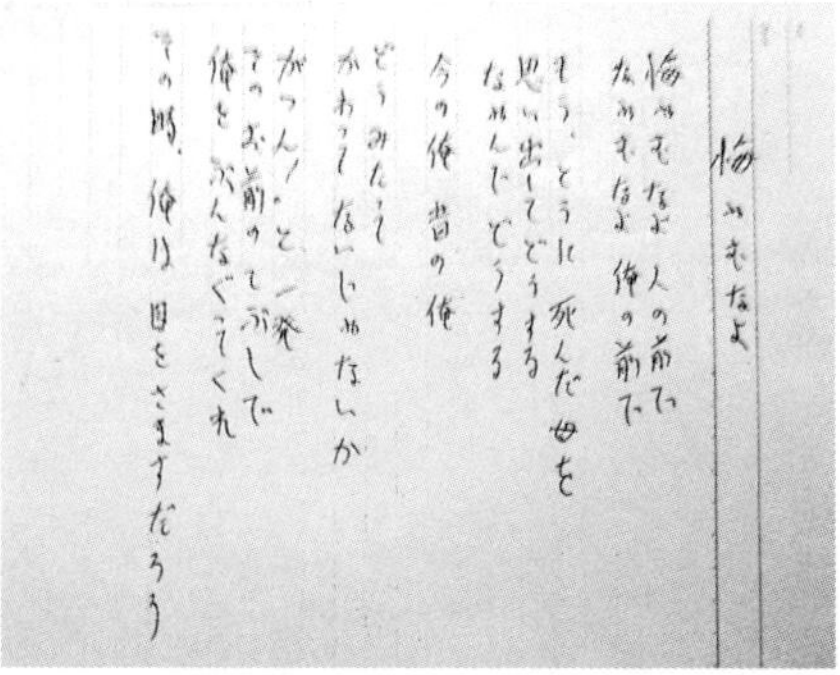

悔やむなよ

悔やむなよ　人の前で／なやむなよ　俺の前で
もう、とうに　死んだ　母を／思い出してどうする／なやんでどうする
今の俺　昔の俺／どうみたって／かわってないじゃないか
がつん！　と一発／そのお前のこぶしで／俺をぶんなぐってくれ
その時、俺は　目をさますだろう

知ってっと。俺、何回か寝小便して放り出された時も、たまたま親父がそれ見つけて、おふくろのこと叱ったっていう場面は見たことないよね。おふくろが俺のこといじめてるってのは薄々感じてたんじゃねえかな。

●父のこと、弟のこと

――お父さん、なんの仕事だったんですか？

暖冷房工事の設備屋。配管の下請け会社で、配管に断熱材を巻いたりする仕事。自分の会社だよ。最初は社員だったんだけど、所長に任命されて仙台から福島に移って、株式会社の出張所の所長だったの。それから独立して、社長になったの。そして最初２０人ぐらいいて、だんだん増えて６０人ぐらい人使ってたの。営業所２つぐらいあった。結構手広くやってた。今は弟が継いでるけど、１人ぐらいしか使ってない。俺は跡継ぎなんだけど、精神病院に入ったから弟がやってる。

――ＮＨＫのドキュメンタリー[1]で、弟さんがホテルまで来て会ってましたね。

うん、会った会った。弟は俺のこと、よくわかんねえからな。もう子どもの時のイメージだけで。俺はどういう性格だからっていうのもわかんねえべ、おそらく。

――時男さんが高校生になった頃は、まだ一緒にいたわけですよね？

いたいた。小学生だったんだよな。そこからもう会ってない。俺が高校1年生の時、弟は小学校5年か4年。そのぐらいだな。6つか7つ離れてるんだな。でも弟いなかったら、家賃の保証人にもなってもらえなかったからな。

――この家の？

うん。保証人になってもらってるから、いいんだよ。役に立ってるんだ。絆はつながってるというか、役に立ってる。

――連絡したら、快く受けてくれたんですか？

しょうがなくて受けたんじゃない？　でも金は俺が払ってるんだから、変わんないんじゃないの。借りる時の肩書だけな。保証人のサインだけ。

――大人になれば、みんなそれぞれの生活ですからね。

●発病と妄想

――発病した頃のこと、教えてもらえますか？

16歳で高校も辞めて家出して、川崎の叔父のレストランM食堂で働いてて、俺その店でボーイやってたんだけど。病院に入るきっかけは、酒なんだよね。ビールが飲みたくて、喫茶店に行ってビール飲んで、2軒か3軒はしごしたの。酔っ払って帰ってきたら、M食堂の同僚のウェイトレスが「時男さん、おかしくなったんじゃないか」って騒いで、レストランのマネージャーに相談して。マネージャーが、支配人やってた叔父に相談して、叔父がそれ聞いて俺の親父に電話して、親父が福島から駆け付けてきて。

したら親父に連れられて、病院を何軒か連れて行かれて。最初の２軒ぐらい何ともなかったんだけど、最後に行ったとこで主治医に聞かれたの。「今どんな気分ですか?」って言われて、「酒に酔っ払ったようないい気分だ」って言ったんだよ、俺。したら注射打たれて、俺は眠くなっちゃって、一晩して気がついたらＡ病院のベッドの上だった。ずっと後で「病名はどんなんのか」と聞いたら、福島のＤ病院にいた主治医が「あんた入院した頃、アルコールの病名付けられたみたいだよ」って言ってた。やっぱり「酒に酔っ払ったような気分だ」なんて言ったからアルコールの病名付けられたみたい、最初は。しばらくして統合失調症って診断になったんだね。統合失調症になったのは皇室妄想がわいて、俺は天皇の親戚だとか吹聴して騒いだからね。それで統合失調症になったんだろうね。

——皇室が自分に何か関係あったんですか?

それはね、弟が産まれた頃、今の天皇の浩宮に顔が似てたんだよね。顔がそっくりだった。それで「あれ?　もしかしたら俺、天皇と親戚なのかな?」なんて考えちゃって、それから皇室妄想がわいて抜けなかった。病院に入院して。

——弟が産まれたのって随分昔ですよね?

昔。その時それ、弟が産まれたのを見て、後から浩宮産まれたべ?　それで弟の顔、頭にあったから、「あれ~?　浩宮、弟に似てるな」と思ったから、それで「もしかしたら俺、天皇と親戚じゃねえか?」って、それが頭に残ってたから。小学生の頃から、ずっと頭に残ってた。

——もしかすると皇室とつながってると。

そうなんだ、そうなんだ。それが抜けなかったから、皇室妄想が発展して誇大妄想とかそういうのになってた。被害妄想、関係妄想とかね。そういうの出てきたね。妄想が強かったんだよね。あの妄想が出なくなれば早く退院してたのかな。

――妄想の内容って自分で覚えてます？

覚えてる。誇大妄想ってのは、たとえばテレビで、何かニュースやってるんだよね。そうすっと関連付けて「あれ、俺がやったんじゃねえかな」って関連付ける。みんな関連付ける。あと芸能人がいると「あれ、俺の彼女じゃねえのかな」なんてそういうふうに考えたり。みんな関連付けて。自分が皇室と関係あるから、「俺は偉いんだ」と考えちゃって。芸能人も偉いとか考えちゃって、テレビに出る人はみんな偉いと考えちゃって。それを関連付けて妄想が発展しちゃった。勝手に思ってたんだ、そんなふうに。

――その頃にビール飲んで2、3軒はしごしたってことですか？

その時はそう思わなかった。それ終わってからだね。入院してからだ。

――入院してからそういう妄想が出た？

頭にはずっとあった。入院する前まで「浩宮に似てんな」と思ってたんだけど、入院してから急に皇室妄想、天皇と親戚だって決め付けちゃった。今考えっと、馬鹿みてえなことやったなと思って。だけど俺、幻聴はなかったんだよ。妄想だけなんだ。

あと避難先の茨城のH病院に入った時、被害妄想がわいたんだよね。被害妄想は「なんか俺のこと悪く言ってんじゃねえか」って。柱の影で喋ってるやついるんだよ、俺の顔見て。「なんだ？　俺の悪口言ってんのかな？　ぶっとばしてやろうかな」って、そんなこと考えてた時もあった。

――それはだいぶ後の２０１１年ってことですね。

うん、だいぶ後。地震の後、避難先でだね。幻聴はなかったけど、そういった妄想が強かった。あと福島のD病院に入院して、原発の地震が起きる5年くらい前に1回、幻覚と幻視があった。ちょっと状態が悪くなった時。天井見たのね。天井のシミがうさぎの模様になって見えて、うさぎが歩いてるように見えた。したらそれが幻覚だった。あと幻視はトイレに行った時、うんちしたら、うんちが真っ白に見えた。幻視があったんだよな。あれ何だったんだろうな。薬が強かったのかな。何だかおかしかった。あれが幻視と幻覚の体験。

――でも短期間だった。

それ1回だけ。幻視も幻覚も1回だけ。あとはなんともない、妄想だけ。自分で覚えてるんだ。

（1）ＮＨＫのドキュメンタリー…ＮＨＫのハートネットＴＶで２０１４年６月１０日に放送された「６０歳からの青春―精神科病院４０年をへて」

第2章　東京の精神病院で

●入院先からの脱走

若い時は病院にいるのが嫌で、脱走も2回した。脱走1回目は東京のA病院にいる時、病棟で患者が2人話してたんだよね。「風呂に行く通路の渡り廊下のところ、隙間があるからあそこから塀に足かけて屋

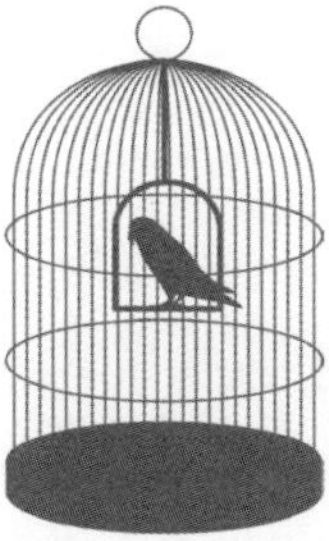

根伝って逃げられるぞ」なんて話してた。それ聞いて、「ああ、そっか。じゃあ、あの2人が逃げる前に俺がやろう」と思って。そして雪の降ってる時、屋根伝わって裏庭に出て、それでヒッチハイクして知ってるところまで行ったんだけど。やっぱりおじおばのところに行ったから、結局連れ戻された。

2回目に脱走した時は、東京の町田のB病院に1年半入院して、退院して4か月ぐらいでまた入院して、2年半入院した時。うまくいかなかった未遂が1回あった。未遂のやつは内職作業の荷物を持ってくる業者がいて、それが内職取りに来て患者が取りに行った時、外に出られたんで、その時表に飛び出して逃げた。そしたら山のほうに行ったら行き止まりだったんで、逃げる道がなくなって、捕まっちゃってどうしようもなかった。それが失敗したのが初めてで。町田のB病院です。それが1回目の脱走からしばらく経った時やった。東京にいた時は脱走3回やったけど、外に出たのは2回。3回やったうち、1回は失敗しました。

――時男さんだけでした？　身近にもそうやって脱走してる人いた？

いたね。何人もいた。たとえばこういう人がいましたよ。面会の時、本に金やすりの棒を挟んでうちの人が持ってきて、それもらって本から金具取り出して、鉄格子切って逃げた人がいる。とにかくそこの病院も脱走が多かったです。東京のB病院。やっぱり病院に入ると逃げたいという願望がわくんだね。

――いつ退院できるかわからないし。

わからないからね。だけど我慢してたら退院の運びになったんだよね。B病院にうちの父親の弟が面会に来て、出してくれたんです。そして父親の弟が経営する肉屋で働かされて4か月ぐらい働いたんだけど。そこに泥棒が入って、そこは肉屋だったんで、肉屋の店先に包丁差してあるんです。そして「泥棒が入って、もし包丁で格闘になったら大変だ」って、そういうこと考えちゃって、夜寝らんなくて、被害妄想が出たんです。それで状態が悪くなって、こんなとこ嫌だってわけで、鞄に衣類なんか詰めて逃げようと思っていたら、そこで働いてた叔父がそれ見つけて、「なんだ？　時男どこ行くんだ？」って。「ああ、ばれたな」と思って。そうしてるうちに叔父はその上の叔父と相談して、結局Ｂ病院に再入院になったわけ。

――それが何歳の時ですか？

２０歳ぐらいの時ですね。町田のＢ病院から退院して一応４か月働いていたんだよね。そこで入れられて町田のＢ病院に再入院したんだけど、主治医がＣ病院ってところに勤務してたんで、主治医のいるところがいいってわけでＢ病院から転院させられて、Ｃ病院に入院になって。転院して４か月ぐらい入院してた時、その間状態が悪くて保護室に入れられたんだけど、保護室が満杯で、保護室の真ん中の通路にベッドを置いて寝かせられましたよ。

――普通それはやっちゃいけないんだけどね。

それでベッドに寝ながら天井見たら、天井の四角い枠が剥がれてて、そっから通気口から逃げられるって考えて、したらその隙間から天井這って行ったら明かりが見えたんだよね。板塀が剥がれてたんで、そっから飛び降りたら裏庭に出たんです。それで裏庭に出て、しばらく歩いてタクシー止めて、院外作業で働いてた工場に行きました。１日働いて工場長に「使ってくれ」って言ったらやっぱり病院と通じてて、すぐ通報されて主治医が夕方来て連れ戻されて、また入院しました。そんなことがありました。

●てんこ盛りの薬

――病院から、脱走しようとした時は妄想があったんですか？

そん時は妄想なかった。妄想あったのは、脱走する前。妄想っていうのは東京のＡ病院の時だった。福島に来てからはなかった。良くなった。急性期の時だったかな。妄想あったのは。いちばん状態が悪い時だった。

――いちばん状態悪い時だと、薬もたくさん飲んでました?

飲んでた、すごい飲んでた。目が上向いて釣られた。白目見えるみたいにこう釣られちった。あんな強い薬飲んだの入院した頃だな。医者は試すんだな、入院してどうなっかわかんねえってわけで。入院した時の状態が、この薬飲ませてどうなんのかと。医者が試すんだな、薬で。そういう医者が多かったんだよね。それで試されて目が上向いちゃって白目剥いて。

――眼球上転(2)っていう副作用(3)ですね。

そう。ああいうのあった。あと口は渇くし、ひどかったよ、東京の病院。A病院も、B病院も、C病院も。あと福島のD病院もひどかったな。福島のD病院の時は薬、風邪ひいたって言ったら、薬てんこ盛りもらって。これ飲んだら、もう薬で喉がカラカラに渇いて。舌がまっぺ、もう水気がなくてカラカラに渇いてた。ひどかった喉が。あんなやぶ医者ね。

でもね、ちょっと話が違うんだけど、福島のD病院でね、精神科の女医がね、自殺したんだ。何で自殺したのかわかんねえけど、女医が自殺したんだ。俺その女医に診てもらったことあるんだ。その女医が風邪薬てんこ盛りに飲ませた。呂律回らなかった。福島にいた時も呂律回らなかったよ。

――かなり多くの薬を。

試されたんだ。いろんな薬飲ませられた。ヒルナミンとかセレネースとかコントミンとか、いろんなの。薬の名前知ってるのは、あとは何だっけな。そんなもんだな、知ってるのは。

――かなり大量だったわけですね。東京の病院もひどかったんですか?

東京の病院も、みんなひどかったよ。だってね、患者がもう柱に結わえ付けられて、感情がねえんだよね。ただ生きてるだけの感じで結わえ付けられて。もう60代か70代ぐらいのじいさんで、白痴みたいな人が柱に結わえ付けられて、ただ座ってこう一日ポケーッとしてるんだよね。そういうのもいれば、あと放置されてる患者で、女の患者なんだけど、もう気が狂って、わめいていたり。だからえらい病院に入ったなと。木造の病棟で汚ねえ病棟だった。町田のB病院ってところ。今は老人ホームみたくなってるんじゃ。

——1970年ぐらいですね。今は認知症中心の病院になってますね。

●病院の急拡大

昔はひどかった。あのB病院は。150人ぐらいしかいなかったんじゃないかな、あの病院な。小さい病院だったよ。患者が150人ぐらいしかいなかった。福島のD病院は380人ぐらいいたかな。最初は木造で小さくて、やっぱり100何人ぐらいしかいなかったんだ。それがだんだん増えてって。1病棟、2病棟、3病棟、5病棟ってあって、西病棟や東病棟とかできて。病棟がいっぱいできて380人ぐらいになった。そんぐらい膨れ上がった、D病院は。だからあそこは金儲けうまかったんだな。最初は木造で小さい病院だったよ。

——この時期の病院ってみんな増築して大きくなってってたんだよね。のし上がってんだよね。100人いるかいねえかぐらいの病院が、すぐに300人以上になっちゃうんだから、すごいよ。

——病棟を作れば作るだけ、入院患者で埋まってった時代ですね。以前、国道歩いてた人が病院に入ってきたって話を聞きましたね。

ああ、それ。ホームレスやってた人が国道歩いてたんだよ。したらD病院のケースワーカーがうちに来ないかって言うわけで。のこのこ連れていかれて、D病院でそのまま36年も入院してた。その人テレビに出たよ。俺と一緒に。「長すぎた入院」(4)に。Yさんって人。俺、訪ねて行ったんだ、あの老人ホームみてえな施設に入ってる患者を。36年ぐらいか。40年近く入院してたその人も。

――時男さんから見て、その人も社会的入院(5)で、特に病状が悪いわけじゃなくて?

だってその人は普通の人と同じだ。浮浪者だったんだな。精神状態はなんともねえんだ。俺といつも花札やってた友だちだった。状態はなんでもない。普通の人と変わんない。そういう人多かったよな。何でもないような人が結構いたよ、D病院には。「この人何で入ってるんだろう?」って思ってた。俺も「あんた何で入ってんだ?」なんて言われたことも。「どこもおかしくないんじゃないか」って。他にも俺みたいな人がいっぱいいいた。何でもないような患者。

(2)眼球上転…抗精神病薬の副作用ジストニアのひとつ。目の周辺の筋肉がつることで、眼球が上がって白目状態のようになる。調子の悪い時、不安や緊張が強く、寝不足で疲れている時などに出やすいと言われる。副作用止めとして、アキネトン、リボトリールなどが頓服薬で処方される。

(3)副作用…クロルプロマジン、ハロペリドール、スルピリドなどの定型抗精神病薬では、強い眠気や口渇などの副作用が出やすく、アカシジア(じっとしていられず歩き回る着座不能)、ジストニア(筋の異常緊張で顔がこわばり首が反り返るなどの不随意運動)、ジスキネジア(口周辺や舌、手足が一定のリズムで動く不随意運動)などが生じることもある。

(4)長すぎた入院…NHKのETV特集で2018年2月3日に放送された「長すぎた入院―精神医療・知られざる実態」

(5)社会的入院…既に病状は安定しており、積極的な入院治療を必要としない退院可能な状態であるにもかかわらず、退院後の支援の不足等の社会的理由により、退院できず入院を継続している状態をいう。2008年の「今後の精神保健医療福祉のあり方等に関する検討会」の途中から「社会的入院」は「受け入れ条件が整えば退院可能な患者群」という言葉に置き換えられた。

第3章　福島の精神病院へ

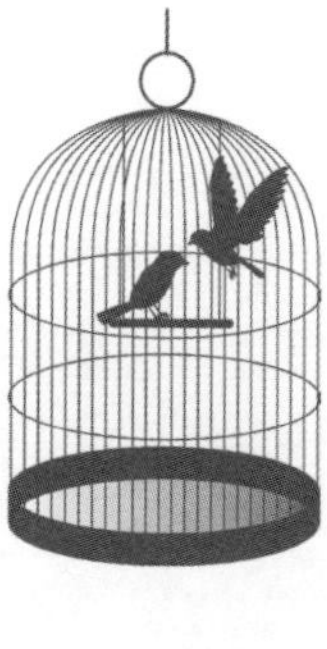

●福島に転院

——福島のD病院に転院したのは？

父親がC病院に面会に来て、福島に連れていくようなこと言ってて。それで帰っていく父親の姿見たら背中が小さくて、父親が職員に頭下げてるの見ると、俺はなんて馬鹿なことしたんだと。脱走なんかもうしない、今度福島に行くんだったら模範的な人間になろうと思って。福島に転院した時は、ちょっと最初は転院したばっかりで、状態がおかしかったんだけど。状態が良くなってから院外作業とかそういうところに出されて。今度行った病院では、模範的な患者になろうと思って、一生懸命院外作業をやりました。

1年ぐらい仕事やったら、結核になったんですね。結核性気胸という病気、胸に水が溜まる病気になってた。1年ぐらい養鶏場で働いて結核になったもんだから、E病院っていう内科の病院に行って結核の薬もらって、D病院が精神科で内科がなかったもんだから、E病院から薬もらって治したんです。

——かなり早くから院外作業をしてたんですね。

そうそう。ショックだったのは、外を歩いている時に、どこかの家の人が「うちの前、通らないでくれます」って注意されたんだよね。D病院の入院患者が、自分ちの前を通るのが嫌だったんだね。言われた時はショックだった。そんなふうに見られてんだなって。精神病の患者に対する偏見だよね。普通に働きに行ってただけなのに。

――お金はどうしていたんですかね？

D病院の終わり頃に、年金入るようになった。ずっと後、終わり頃だな。

――それまでは逆にどうしてたんですか？

それまでは、いちばん最初の頃は実費だった。

――お父さんが入院費とか、お金を払ってた？

払ってた。払ってたんだけど、苦しくなって払わなくなった。それで小遣いも出せなくなって、あと日用品も買えなくなっちゃったから、だから働きに院外作業に出された。小遣いを院外作業で埋めるってわけで。院外作業で働いてきた。あとで年金がしばらくして入るようになった。それから良くなってきた。年金で一時金っていうのがおりて、100万だかおりたんだ。それで金回り良くなってきた。

――遡及請求ですね。本来はもっと先にもらえていた分申請してなかったので、遡っての一時金が出るんですよ。

そうか。その一時金をね、俺100万ぐらいあるって親父に電話で言ったんだよ。そうしたら親父が金に困ってて、「時男なんとかかんとか100万なんとかしてくんねえか」って言うんだよな。「貸してくれ」って言うんだよな。俺、ケースワーカーと相談した。「100万貸してくれって言うけどどうしたらいい？」って言った。そうしたら「貸したらいいんじゃないか」っていうわけで、貸したんだよ。そうしたら院長怒ってな。院長、金のことには辛いから。それで、院長はうちのこと怒って。なんでうちでそんなこと言ってんのかなって。倒産しそうだったんだ、不景気で。だから金100万ぐらい貸してって言ったんだな。

●院外作業に従事

1年ぐらいかかって結核が良くなってブラブラしてたら、働きたいって願望が止まらなくて、「どっかいいところないかな?」って言ったらケースワーカーが探してくれて、プラスチックの工場があるってわけで、そこに1年半働きました。ところが1年半働いたんだけど、そこ会社が行き詰まって、不景気ですぐ閉じて辞めるようになって。またブラブラしてたら、また見つけてくれて、また違うところのプラスチック系の工場でコイル巻きの仕事があって、そこにまた1年半働きました。そしたらそこもやっぱり不景気で、やっぱり小せえ工場はすぐ潰れちゃうかなんだか、不景気ですぐ閉じちゃうんで。そこも辞めるようになってまた養鶏場に行ってました。

養鶏場にそれから10年ぐらい働いたんだけど、それだけ働いても退院の「た」の字も出なくて、退院させてくれないから。10年ぐらい働いても何で退院させてくれないかなって疑問に思って、遂に辞めました。したら辞めてブラブラしてたんだけど、バレーボールとか絵描いたりなんかしてたんだけど、暇で暇でしょうがなくて、今度は院内作業やってました。院内作業って給食作業。病院の給食の仕事をやりました。それを真面目に13年か14年ぐらいやりました。それやったんだけど、やっぱりそれでも退院の話も出ないんだよな。いくら働いても退院の話が出ない。これはおかしな病院だなって。遂に院内作業も辞めて、今度は絶対もう仕事やんないと思って。

したら何もしない訳にいかなくて、その頃OT作業っていうのがあって、作業療法士のやるゲームとか運動とかいろいろやらせられて、卓球やったり絵描いたりなんかして、そういうふうにして毎日過ごしてた。

――入院してるって言ってもね、外で働けてるわけですからね。

ほんとだよ。俺と同じように働いてた人たくさんいたもん。D病院ってのは働かせんだよな、いろいろな。畑仕事とかいろいろ。院外作業、院内作業やんなくても、普通の人も働かせるんだ。農家に頼まれて梨の花粉付けとか田植えとか、そういうのやらせられて。田植えなんて俺できなくて、田植え苦手だった。腰使って重労働だよ。あんなのやれないよ。だからあんまりやらなかった、田植えは。みんなやってたからな、田植えな。

――それは農家からそういう要請が？

農家から要請があって行くんだよ、みんな。農家から手間賃とかもらえるんだよ。患者もお菓子なんかもらって、それ目当てで行くやつもいた。お菓子1袋とか、そういうのもらえるの。だけど患者には金は入んねえんだ。お菓子1袋とかラーメン、カップ麺っていうか何かこんな即席ラーメンの袋麺か？　あんな麺もらったりして、そんなのもらって喜んでた。ひどいよ。だからか、農家も得してんじゃないか？　D病院の人使うと安く使えっからって。だけど病院には金入れなきゃなんねえからな、農家から。でも患者には金入んねえ。病院には金入っけど、農家から。

――院外作業に出ても、時男さんにはお金は入らない？

ちょびっと入る。養鶏場は1日800円だった。800円だったけど、それが引かれて350円。1泊旅行の積立金350円ぐらい引かれて、あと病院の手間賃50円か100円ぐらい引く。残る患者に入る金が全部引かれて350円。後から1000円になったんだけどね、養鶏場。だけど俺行ってる頃は800円だった。1日働いても全部引かれて350円。。

――旅行は1年に1回ぐらい？

1泊旅行。1年に1回1泊旅行。会津の東山温泉とか、宮城の秋保温泉とか、そういうところ行ってたな。院外作業で働いてる人だけ行った。金引かれてっから。その積立金で行く。

――どれぐらいいたんだろう、院外作業の人って。

これがメンバー（写真を見せて）。これ旅行に行った時のメンバー。これが証拠だ。このメンバー、院外作業行ってた連中だ、みんな。これ、みんな。行く場所が違うんだ。プラスチック工場、この人は養鶏場。この人は何か機械部品の内職みたいな工場に行ってた人。この人は養鶏場。この人はやっぱり工場みたいなところで働いてた。この人もそう。この人もそう。養鶏場はこの人とこの人。俺とこの人。この人がYって人。線路歩いてて、ホームレスしてて、入院させられた。この人。これ証拠だな。

――この人たちは入院してる必要が何もなかった。

何もなかった。ここにあるよ（写真を見せて）、これ。１泊旅行の。二本松（福島県）に旅行行ったやつ。これ病棟のみんな。俺たちの５病棟っていう開放病棟の連中、みんな。

――こうやってレクリエーションでは出かけられる。

だから蛇の生殺しなんだよ。作業やレクリエーションはさせんだけど、退院はさせねえんだ。蛇の生殺し。退院はさせねえけど、患者にはいい思いさせんだけど、肝心の退院はさせねえ。だからひでえやね。

――働いたら退院できるよって話があったわけですか？

そうは言わないけど。大概だって今まで東京の病院にいても、働いて２週間ぐらいで退院の日にちが決まったりなんかして、退院の話出るんだけど、Ｄ病院は出ねえんだ。だからおかしな病院だなと思って。普通退院させるよね？

――院外作業に行けるぐらいだったら。入院してる必要ないですね。

そうだよね。それ、１０年も働いても作業に行かせるんだ。退院させないで。おかしいよね。

――職員に退院させてくれとは言わなかった？

俺、それまで気づかなかったんだ。ただ夢中に働いてた。いつかは退院できると思って一生懸命働いてた。したら、そうしてるうちに10年も20年も30年も経った。

●退院させてくれない病院

——院外作業の職場を紹介してくれるのがケースワーカー？

ケースワーカー。

——ケースワーカーは、退院の手助けはしてくれないんだ？

してくれないのと同じだよ。「あの人退院させよう」って思っても院長が「駄目だ」って言ったら退院できねえんだ。「院長が障害になってる」って言ったな。主治医が「あの人退院させようと思ってる」と言ったら、院長が「駄目だ」って言う。院長が経営者だから。だから退院させねえんだ。金儲け主義なんだ。1人入院してれば、1年で500万くらい病院の収入になるんでしょ。だから退院させねえんだ。

経営者で理事長やってんだ。病院の理事長。だからどうしようもねえや。だから雇われ院長のS院長が退職する時に言ってたんだ。「私が辞めたら退院できなくなっかもわかんねえから、早く退院しろよ」って言った。したらその通りになった。

——以前聞いたけど「あんたは大地震でもあれば退院できる」って言ったのが、その院長ですか？

それは主治医。その先生は良い先生なんだ。それはね、何先生って言ったっけな。名前なんてったけな。手帳に書いてあんだけど忘れちった。これに書いてあったと思うんだ。何先生だっけな。

——決して悪い先生ではなかったんだ。

いいや、良い先生だった、あの先生は。だけど、その先生が退院させようとすると、院長が駄目だって言うんだよ。だから主治医でも……あ、Ｊっていう先生。新潟出身の先生。この先生は良い先生だったんだ。俺と仲良かったんだ。このＪ先生が、「時男さん、地震でもあったら退院できっかもわかんねえぞ」って言われたんだ。口癖のように言ってたんだ。それがほんとになるとはまさか思わなかった。Ｄ病院の主治医だった。

――良い先生だから、いろいろやってくれたけど、やっぱり退院できないって。

院長が障害だったから、そう言ったんじゃねえのかな。院長が退院させないからな、やっぱり。主治医が言っても院長が「駄目だ」って言うんだよ。断られたみたいなんだ、俺のこと退院させようとしたんだって、Ｊ先生が。確かそんなこと言ってたな。「院長が駄目だって言ったんだ」みたいな。あの院長、駄目なんだよな。死んじゃったよ、そのＳ院長も死んじゃった。

――病院のスタッフは、決して悪い人たちではなかった?

悪い人じゃねえよ。悪い人じゃないんだけど、やっぱり病院の仕組みでそうなっちゃったんだな。権限がねえんだよ、やっぱり。下だから。退院させようと思って。やっぱり権限があるのは院長１人なんだよ。主治医がいくら言っても駄目なんだよ。

――組織の中で従わざるを得ないから?

そうなんだよ。今となったらもう、あとの祭りだけどね。

――看護スタッフも決して悪い人たちではなかった?

中には悪いのもいたけどね。患者と喧嘩して、患者に嫌われたのもいる。あと、老人病棟に行って、老人を引きずり回したなんてことがあったな。そんな噂聞いたな。若い人なんだけど。年寄りをいじめたって。そのいじめる看護師は、アル中かなんかで宿直の時、酒ばっかり飲んでたんだって。それでなんか肝臓かどっか悪くて病気で死んだって。バチが当たったんだな、あれな。素行も悪かったんだよ。死んだから名前言ってもいいかな。Y看護師って言うんだよ。評判悪かったんだよ。

――時男さんも被害あった？

俺はそんなに。普通に喋ったけど。そんなに被害はなかったけど。

――良い看護師さんは結構いた？

うーん……どうかな。院内セックスもあったかんな。患者と看護師がセックスやったっていうのは、話聞いたんだよ。患者を見張りに付けて、ある患者と看護師が押し入れでセックスやったんだって。嘘かほんとだかわかんない。そういう話あったんだ。それ、『精神病棟40年』(6)に書いたよ。そういう話あった。噂だかなんだか、俺、話聞いたんだ、そういう話。ある患者とある看護師は「これやったんだぞ」なんて聞いたんだ。

いろんなことあったよな。脱走を何回もやって、出たり入ったりしたりした人もいた。アル中の患者で散歩行っては逃げて、東京かどっか行って帰って来ないで、そのまま退院になっちゃって、何年か経った頃また入院した、そういう人もいたな。脱走が多かったんじゃないのかな。畑なんか行って逃げたり、いろいろあったんだよな。散歩行って逃げたり。

――その気になれば脱走する機会は？

脱走する機会は俺だって何回もあったよ。院外作業に1人で行くんだから。だけど、俺逃げなかったんだよ。だから、さっきも言った通り、真面目な模範的な人間になろうと思って、逃げなかった、全然。それでも退院させねえんだから、ひでえ病院だよな。だけど、俺逃げなかった。どんなになっても逃げなかったよ。親の顔潰したくねえ一心だった。もう、親父の小さな背中見たくないから、もう罪作りなこと止めようと思って、やんなかったんだよ。

働かないと退院できない

――本当はケースワーカーは退院の手助けをするのが仕事だけど、そういう働き掛けはなかった?

したんだけど、あんまりしなかったな。退院する人は、やっぱり家で引っ張る人が退院優先っていうか、退院できてたな。家でいいって言ってくれる人。家でもう置きたくねえって言われたらダメで、引っ張る人が退院できた。自分で退院したいって言っても、家で駄目だっていったら退院できねえから。病院のほうから「退院してもいい」なんてあんまり言わねえもんな。俺なんか言われなかったもんな。東京の病院にいた時は、「もう退院していいから」って言われたからな。福島のD病院はそういうこと言わないもんな。ひでえな、まったくな。

――お父さんは結構面会に来てくれた?

面会に来た。1年に1回は来たんだけど、でも、だんだん来なくなった。D病院から実家って、福島市だったから、山を越えなきゃいけない。福島市の陸上競技場のすぐそばだ。前、豊田町にいたんだけど、豊田町から陸上競技場まで移ったの。

――お父さんと退院の話なんてしたことはあるんですか?

退院の話したんだけど、「病院でいいって言ったら退院させる」って言うんだよな。だけど病院では、「家でいいって言ったら退院させる」って。噛み合わねえんだよ。両方が、向こうがいいって言ったらって形で、らちが明かない。

――病院の主治医は「ご家族がいいって言ったらいいですよ」って言い方?

うーん……あの……はっきり言わないんだよな。だから諦めちゃったんだ。施設症（7）になってたから、もう退院なんかできねえなと思った。退院したって定職もねえし、運転免許も持ってねえし、仕事もできねえし、仕事しなきゃ退院できねえって思ってたから。だから退院諦めた。したら東日本大震災があって、グループホームに行けばいいっていう話があって、ああ、グループホームってどんなとこかなって思ったら、グループホームの人は何にも仕事やんなくて、ただ家でいられっからって、そういう話聞いたから、ああ、じゃったら俺も行けるなと思って。それで行く気になった。

――とにかく仕事をしなきゃ退院できないっていう……

頭があった。というかそういうふうに思わされてた。病院に。そうなんだよな。

――グループホームなんて話はD病院では出てなかったの？

D病院には、近くにグループホームなんてねえんだよ。施設がねえんだ、そういう施設が。だからそういう話に全然なんなかった。グループホームなんて聞いたこともなかった。したら群馬に来たっけ、ずいぶん結構あんだよな。

――グループホームなんてなかったし、退院していった人も。

なかった。なかった。ないんだ。だからもう絶望だった。生きる希望がなくなっちゃうよな。だから病院に一生いんのかなと思ったんだ、俺。

――入院していて辛かったことは？

親父が死んだ時だな。しかも、死んでも全然知らされなくて。聞いたのは、ずっとあとだった。葬式にも行けなかった。墓参りも。だから、もう駄目だと思った。もう退院できないと思った。ここで一生いるしかないと思った。親父が７５歳で死んで、継母が死んだのが７８歳ぐらいかな。それからは面会に来る人も、もういなくなった。俺はもう、ここで一生暮らすしかないと思ったな。

（6）時東一郎著、織田淳太郎解説・構成『精神病棟40年』宝島ＳＵＧＯＩ文庫、２０１３年発行。
（7）施設症…精神科病院のように、集団生活の管理下に置かれる閉鎖的施設に長期間にわたり収容されることで、入所者がすべて受け身となり無気力、無関心、自発性の欠如、感情の平板化などが生じる「インスティテューショナリズム」の訳語。類似語に「ホスピタリズム」があるが、前者が患者に適応を強いる施設側の環境の問題として取り上げるのに対して、後者は退院意欲のない患者本人の病状の問題として取り上げる傾向がある。

コラム

「外勤療法」の不思議

古屋龍太

「働かないと退院できない」なんて、不思議なことですが、一時期の日本の精神科病院では当たり前に行われていたことです。１９６０～７０年代に流布した生活療法（くらし療法）では、作業療法（はたらき療法）の一環として外勤療法（院外作業）や、レクリエーション療法（あそび療法）などの精神科リハビリテーションが展開されていました。開放病棟を中心としたナイトホスピタルの患者は、平日の日中は外勤先（主に近隣地域の町工場などの事業所）に出かけて働き、夜と休日は病棟で過ごす生活を送っていました。伊藤さんが入院していたＤ病院では、このための外勤先探しと様々なグループワークが、ソーシャルワーカー（現在の精神保健福祉士）によって積極的に行われていたと考えられます。

病院を退院してひとり暮らしをするために、働いて自らの収入を得て経済的に自立できることが、「退院＝社会復帰＝自立」の目安とされていました。働いて収入が得られなくても、障害年金や生活保護を受けて単身生活に地域移行するという発想自体がありませんでした。単身生活を始めるにあたっては、敷金・礼金・家賃や当初の家具什器費が自分で払えないとアパートを借りることもできないため、最低でも10～20万円の預金が無いと退院はできないとハードルを設定している病院もありました。その後、これらの「社会復帰活動」は、院内適応を図るだけで退院には結びつかず、長期社会的入院者を滞留させるだけと批判され、徐々に廃れていきましたが、病院によっては1990年代ごろまで存続していました。

一方で、障害の捉え方や精神科リハビリテーションの考え方も徐々に変わり、障害を有する人個人の機能改善を図る「医学モデル」から、障害を生じさせている社会環境を変える必要があると考える「社会モデル」に変化し、どのような障害があろうとも地域で生活できるようにするのが当たり前との理念が打ち出されていきました。

しかし、このD病院ではそれらの「社会復帰活動」が、さらに2010年代まで存続する治療環境にあり、ソーシャルワーカーの役割は入院療養生活継続のための支援に限られ、退院促進・地域移行支援への転換は為されていなかったと考えられます。伊藤さんが「金と行くところと病状が揃えば退院できる」と言ってる（53頁参照）のは、とても名言だと思います。

【参考文献】古屋龍太「精神保健福祉領域における遊びの系譜―1960～1990年代の精神科病院における取組みを中心に」精神保健福祉、45巻第2号、86‐89頁、2014年

第4章　社会的入院患者たち

●亡くなった患者たち

――長く入院しているうちに、生きる希望が奪われちゃうんでしょうね。

そうだね。思い出すといろんなことあったね。東京の病院にいる時。自殺未遂した人がいて、面白半分に「あの人は自殺未遂したんだぞ」なんて陰口言ったら、それ聞かれて「伊藤、何か言ってたな！」とかって、その人に言われて気まずい思いしたことあります。そういう経験もある。首絞められたかなんだか自殺未遂した人いてね。その人助かったんだけど、そのこと誰かに言ったんだ。誰かと話してた時に、その人に聞かれて。それでその人が気まずい思いして俺に変な冷たい言葉を言いかけたことあります。その時は、俺なんと馬鹿なことやったんだろうって。悪いなと思って。今思うと、頭暗くなった。そういう思いもしたことあります。他人事じゃないなと思ったんです。

――自殺した人もたくさん見てきたわけですよね。

そうなんだよね。友だちが2人死んだからね。自殺してね。それ考えると、悲しくなりますね。2人鉄道自殺したんだけど、1人は女の人で、看護師さんに小言言われて「退院させてくれ」って言ったんだけど、「退院はできない」とか何とか言われちゃって。それ気にして病院飛び出して、裏に常磐線が通ってるもんだから、その常磐線に飛び込み自殺した女の人がいました。

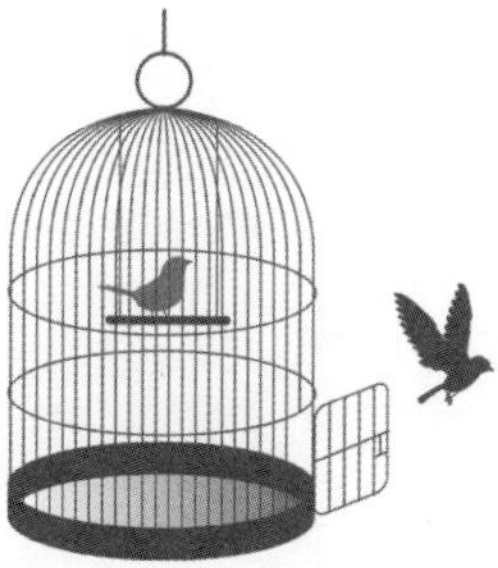

あともう1人は退院が長引いて、1年か2年か3年経った頃、木の大きい椅子で病棟の窓ガラスを割って3階から飛び降りて。飛び降りたのはいいんだけど、命は助かって、足骨折か何かして、1階の病棟に下されて。それでもう死にたいっていう願望があって、今度は窓からタオルを落っことして、看護師さんにタオル落っことしたんだけど、ドア開けてくれませんかって言って。してドア開けた途端に隙狙って、やっぱり常磐線に飛び込み自殺しました。そういう人がいたから、やっぱり病院ってのは罪作りだなと思った。何で早く退院させてくんないのかなって。そんなことが頭に浮かびます。

――その人たちはみんな退院ができないっていう絶望？

はい。やっぱり長くなるともう死にたいっていう願望が出てくんだね。俺もそうだったもんね。俺も東京の病院にいる時ちょっと状態が悪くて、死にたいっていう気持ちがね、出て。2段ベッドに寝てたんだけど、2段ベッドから頭から突っ込んで死のうと思って、飛び降りようとしたけど、死神がとりつかなかったかな。勇気がないんだか。飛び降りるって気がしなくて、その時は死ななかったです。その時は死のうとまで考えてたんだけど、だけど飛び降りることができなかったです。そういうことがありました。

――そこまで死にたいと思ったのはなぜでしょうね？

やっぱり退院が長くなって、どうしようもねえな、このままこんな病院にいるんだったら、死んだほうがましだっていう気持ちがわいて、それで死のうと考えてたんですね。先の見通しが見えなくなっちゃって、頭真っ暗になっちゃったね。その時は18歳ぐらいだったかな。16か17だな、まだ。若かった。

――自殺じゃなくても病院で亡くなった方もいるわけですよね？

いるいる。心臓が弱くて死んだ人がいる。60歳ぐらいで死んだんだよね。心臓弱くてね。寒い日なのに日課の散歩に出されて、そして帰ってきたら心臓発作かなんかで死んだんだよ。倒れて死んだ。聞いたら可哀想だったよな。退院望んでたのにな。

――なぜ退院できなかったんですかね？

なんかわかんねえ、なんか理由あんのかね。俺よく聞かなかったけど。なんで退院しなかったんだろ。60歳だね。「マッちゃんのイメージ」っていう詩書いたけどね。あれは思い出して書いたんだ。マッちゃんの死を思い出して。

――時男さんと同様に退院できなかった人たち、決して精神症状が悪かったわけではなかった？

状態悪いって人はあんまりいなかったよ。普通に会話してた人だもん。知恵遅れが多かったけどね。だけど知恵遅れじゃない人は、もうまともな人が多かった。

●長期入院の罪

――振り返れば、あの人たちみんな退院できたのにって人たちですね？

そう思ってた。「長すぎた入院」で、俺と喋った人いるじゃない？　あの人なんかなんともねえんだよ。どこもおかしくねえと思うんだけど、今グループホームにいんだよな。俺みたいに一軒家で暮らしたいなんて言ってたけど。あの人も可哀想だよな。若いのにな。あの人はKさんって言うんだ。

――時男さんだけじゃなくて、やっぱり多くの人がやっぱりそういう長期入院を強いられてる。

そうね。

――何にも言わないで亡くなってった方、たくさんいるわけですね。

うん。あと、不審死があるよ、結構。わけわかんねえで死んじゃってる人いるよ、結構。俺知ってる人で薬漬けになって死んだような人いたな。人が良いんだよな。人が良い人で、ちょっと体弱い人で、なんかなあ体弱くて、寝てて、病気で死んだんだよな。病院に入院して間もないなと思ったら、もう死んだんだよな。なんだ、おかしな死に方してんだよな。薬が強いんじゃないのかな。そういう不審死もあったんだ。

――精神科では長年抗精神病薬を飲み続けていると悪性症候群(8)っていうのがありますね。

そうなんだ、たぶん。薬の副作用で死ぬ場合もあるからね。たぶん、それで弱くなって、体が弱って死んだのかもわかんないね。たぶん、そのせいかな。だって入院してすぐ、間もなく死んじゃった人いんだよな。

――そういう時には他の病院に送られるわけですね？

うん。そうなんだよね。元気だったのがD病院に入ったとたん死んじゃってとか、あんだよな。中でもあんだ。そういうの。だから、おかしいんだよな。俺はどんな薬飲んでも生きながらえたから良かったけど、体の弱い人は薬でやられて死んじゃう人がいたと思うんだよね。俺は不死身だったんだか、なんだか、丈夫だったな。薬いろんなの飲まされたんだけど。生きてんだもんな。

――一緒に入院してた人とかの記憶が、今の時男さんを突き動かしてるんですかね？

そうだよね。退院したくてもさせてもらえないから、絶望したんだよ。可哀想だよね。悔しいよね。無念だったと思う。長期入院がもたらした罪だと思う。なにも入院している必要がなかった人たちだし。ほんと社会的入院だよね。

――今も連絡のある患者さん、いるんですか？

いたんだけど、俺から金借りてから電話寄こさなくなっちゃった。5万貸したんだよ。5万貸してくれって言われて、5万郵送したんだよ。最初のうちは返してくれたんだよ。でも、5万貸したら返さねえんだよ。電話は通じたんだ、最初のうち。電話したら、「この電話は今使われてません」ってなってて。電話する前に「電話を切られるかもわかんねえ」って言ってたんだ、その人がな。「金がなくて、いつ切られるかもわかんねえ」なんて。その通りになっちゃったもん。だから通じないから、金そのままもらえないんだよ。いや、失敗したな。５万は赤字だよ。
——どこかでまた再会できればいいですけどね。
その人と仲良かったんだよな。

（8）悪性症候群…抗精神病薬などにより出現する重篤な副作用のこと。高熱、手足の震えやこわばり、発汗、過呼吸などの症状がみられ、さまざまな臓器障害を合併することもあり、最悪の場合は亡くなることもある。

コラム

マッちゃんのイメージ——伊藤時男

国賠の裁判が去年から始まり、私はこれからどんな成り行きになっていくのか、裁判の行方をみまもっています。私が望むのは、社会的入院の人を少しでもなくし、早く社会復帰して社会に戻れればいいなと思っています。

私が福島の病院に入院していたとき、マッちゃんという６０歳前後の女の人が入院していました。マッちゃんは温厚でやさしく、私の話し相手にいつもなってくれました。私はマッちゃんといつも夕飯がすんでから、お茶をいつも一緒に飲んでいました。そのマッちゃんは、少し心臓が悪く悩んでいましたが、ある寒い日、散歩に行って帰って来たとき、心臓発作がもとで亡くなりました。

その時の事を思い、私はマッちゃんの詩を書きました。マッちゃんは口にはあまり出さなかったけど、早く退院したいと思っていたのにちがいありません。マッちゃんも社会的入院の犠牲者だと思います。

マッちゃんのイメージ

時には母の様にあったかい手で
時には母の様な心で
私の心を温み　温めてくれる
そして私の心を和ませてくれる
そんな存在のマッちゃんが死んだ

私は泣いた　涙ぽろり
私は泣いた　涙ぽろり

なぜ六十才ちょうどで死んだ
もっと神様　長生きさせて
もっと神様　長生きさせて

私は悔しい
私は悔しい

マッちゃんといつも一緒に
マッちゃんといつも一緒に
お茶を毎晩飲んだのに
そのマッちゃんはもういない

神様お願い　神様お願い
できるなら　できるなら
マッちゃんの笑顔を返して
もう一度　返して
もう一度　返して

会員の皆さん。マッちゃんの様に、外から見てなんでもない様な人が、何人も十年以上入院していました（福島の病院）。直っていても、退院させない。こういう社会的入院の患者さんのためにも、国になんとかして貰う様に、国とサイバンを戦って分かって貰う様に、最後まで今年も頑張りましょう。

（「精神国賠通信」第21号、1-2頁　2022年1月15日発行）

第5章　東日本大震災・福島第一原発事故からの避難

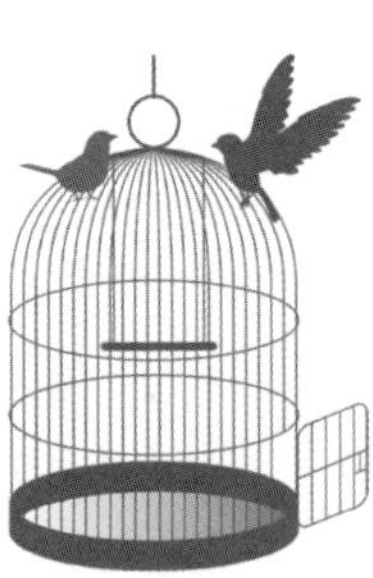

●原発事故から避難先へ

――東日本大震災があってからの様子を教えていただけますか？

あの日病棟でボーリング、おもちゃで作ったボーリングのピンを倒すゲームやってたんだけど、ＯＴ作業で。その時東日本大震災が起きて、急にグラグラーっとして、すぐ止まるかと思ってたけどずっと揺れてて。配管が天井から落っこってきて、水噴き出して、床に３０センチぐらいの水が溜まって。俺はボーリングやって疲れて、汗かいてたから自分の病室で着替えしてたんです。その間に、病棟のみんながいなくなってしまっていて。びっくりして、もたもたしてたら、ケースワーカーが階段から上がってきて、みんな逃げたのに俺だけ残ってたから、「伊藤さん！　こっちこっち！　ここ逃げたらいい、逃げなきゃ駄目だ」って言うわけ。逃げて1階の病棟まで行った。そして一晩過ごして2階は水浸しだから、1階のホールみたいなところで、１００人くらい皆でずっと話して雑魚寝して夜を明かして。

次の日茨城交通のバスが来て、大移動が始まりました。バスに分かれて乗って、患者はあちこちの病院に転院しました。茨城交通のバスに乗っていく時、D病院の看護師が泣きながら見送ったのを見て感動したね、あれ。「ああ。俺たちのことを思ってるんだな」と思って。別れになって、辛くなったね。

――D病院の職員たちも、その時には頑張ったんですね？

そうだね。バスがすぐ来てくれたのは良かった。あのバスの迎えが遅かったら、やっぱり原発の死の灰を浴びていたかも知れない。D病院は、原発から3・5キロしか離れていなかったし。自治体の対応も良かった。病院の職員の人たちの行動は良かったよ。でも、あの後、寝たきり老人を置いて職員も逃げちゃったとニュースが出て、問題にもなったけど。元気な人はバスに乗って急いで逃げたけど、植物人間状態の人が亡くなったのは可哀想だよね。みんな必死だったし、運もあるし、つきもあるんだよね。

――いちばん最初に逃げた先はどこですか？

三春町。要田中学校の体育館。そこは1泊だけだった。おにぎり1個だけ出たの、そこで。

――福島第一原発の爆発を知ったのはどこですか？

要田中学校のあと、いわきのF病院ってとこに行ってた時。D病院の分院のF病院ってとこに避難したんだよね。分院にいて、そこでテレビ観たんだよ。そうしたらニュースでやったの。第一原発が爆発したって。

――そこで原発爆発を知ったわけですね。

そうそう。いわきのF病院に行った時、そこからくじ引きっていうか、役割っていうか。誰々はどこかの病院に行くって決められたんじゃないかな。「あなたはここに行きなさい」って。そして何人かずつバスに乗って、別々に行動して。着いた先の茨城県立G病院で、カレーライス出たんだよ。カレーライス食ったんだよね。その時は腹減ってたからうまかったね。それ食べた時、生きた心地あったね。カレーライスとおにぎりだと、だいぶ差があるからね。そこに1泊だけして、また今度は国立H病院に行くことになって。そこに2週間ぐらい、入院していました。そこにはD病院から8人ぐらい行ったんだけど、選ばれて。また間引きされて、水戸の国立H病院から茨城のI病院に4人って、こう割り当てられた。

そしてF病院に行ってた時、主治医のさっき言ったJ先生と最後の別れになったんだよ。そこでいろい

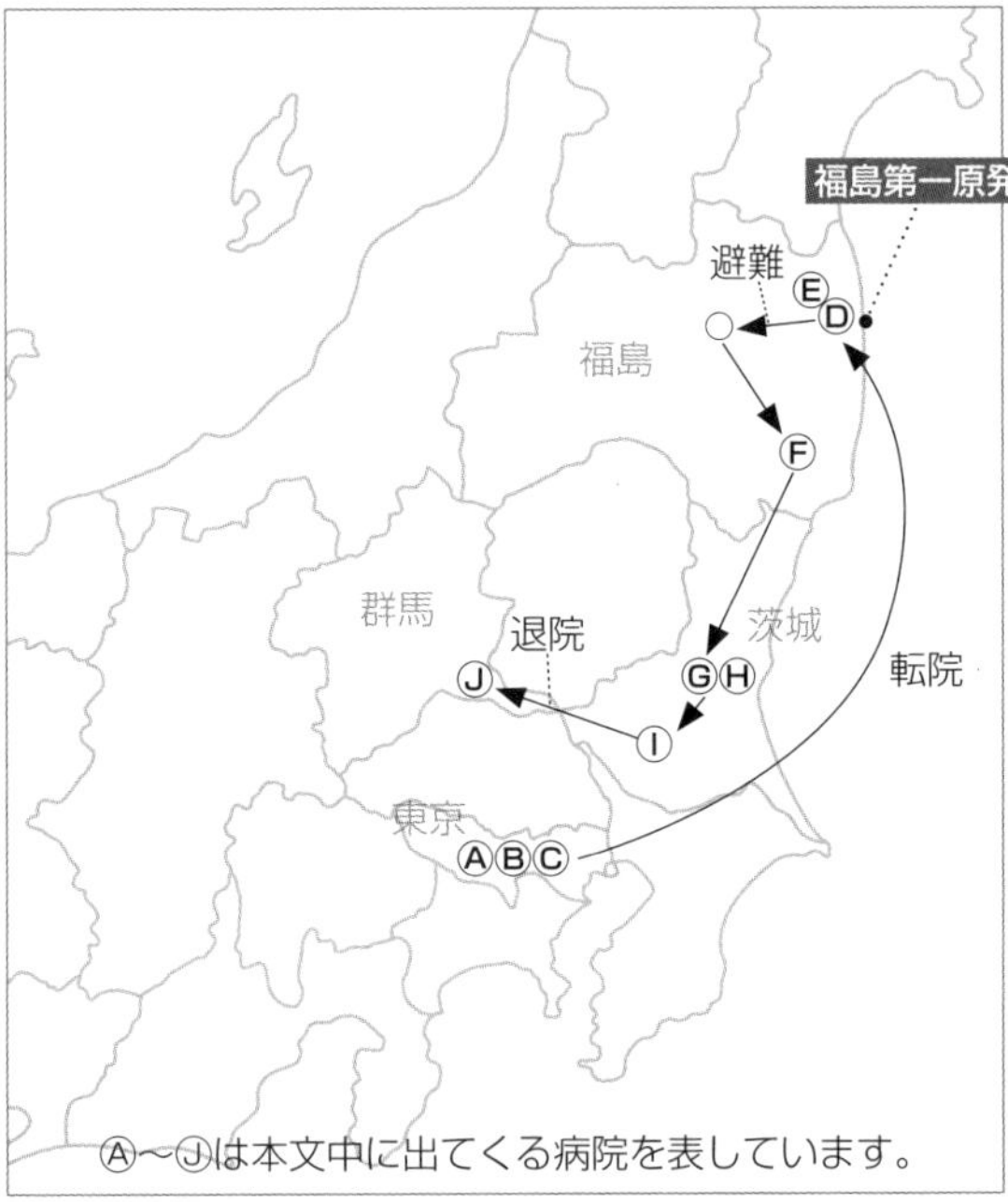

伊藤さんの入院・転院・退院先

ろ挨拶とかして。最後の主治医。いわきの病院までは一緒だった。うん。確かそうだと思ったね。いわきのF病院にいたんだな。その時いたもんな、うちの先生な。

――3週間に5か所も転々と避難する時の気持ちってどうでした? 同じ病院の仲間とも散り散りばらばらになっていったんですよね。

切なかったな。どうなるのかなと思った。あんな地震、すごかったもんな。震度7だもんな。ずっと揺れっぱなしだもん。もう配管が床に落っこって、水バッと噴き出して、30センチか40センチも水溜まって、ほんとひどかったよな。

逃げる時、重要なものだけ持って逃げろっていうわけで。重要なもの。だから俺何を持ってくかって考えて、テレホンカードとあと上着と髭剃り。そんなもの持って逃げた。上着重ね着して。そしてテレホンカード持っていったのが良かったんだよね。テレホンカード持って、転院して行った国立H病院に行った時、そこから電話したんだよ、織田淳太郎さん(9)に。そうしたら織田さんが出て通じて、わざわざ避難先まで会いに来てくれたんだよな。そして5000円ぐらいもらったんだ、俺。それでいろいろな必要なもの買った。あの時、助かったな。テレホンカードなかったら、どうしようと思った。

——そのテレホンカードが織田さんと連絡取れる唯一の手段だった。

そうなんだ。それも重要な話だね。そうやって避難してる時って、人との連絡手段がなくなっちゃう。俺は考えたんだ。テレホンカードは持ってかないとダメだと思って。そうしたら国立H病院にカード式公衆電話があったから良かった。テレホンカード持ってたから良かったんだ。

——すると、元のD病院では公衆電話は常時使える状態だった？

うん。使えたんだな、買ったんだろうな。病棟にあったよ。あったんだ、あったんだ。

——病院によっては電話を患者にさせないっていう病院も、今もありますよね。

あるある。プライバシーの問題とかでね、させない病院。その点良かったんだよ、そういったのは。

——D病院って、古い体質のワンマン院長の困った病院だけど、著しく患者に対して暴力的だったとかはなかったんですね？

そういうのはあんまりなかった。

——逆に入れっぱなしで出さないで、中でレクリエーションとかやって、できるだけ楽しんでもらう。

そうなんだ。蛇の生殺し。いちいち患者にはいい思いさせせんだけど、退院ってなると退院させない。

——昔、「精神病院パラダイス論」っていうのがあって、病院を退院しても世の中には偏見や差別があるし、むしろ病院が患者たちにとって理想的な生活の場になればいいという考え。

そんな考えなんだな、きっとな。S院長もな。

——そういう考え方に対して「それは違うだろう」と批判が出て。

そうだね。

——退院させるのが病院の使命だろうって。

そうだ、そうだ、そうだ。蛇の生殺しと同じ、それじゃね。それと同じだ。

――むしろ患者さんを抱え込んで、ここで自分たちが最期まで面倒を見るんだって。

そうなんだ。そんな感じなの。そういう感じの院長だった。連れの面倒見るってわけだね。その代わり退院はさせないって。だから慕ってた人もいるんじゃないかな。あの院長は良い先生だなんて、慕ってる患者もいたんじゃないか。ところが一向に退院させないんで文句言ってる人もいたよ。

――その院長の下で、主治医もそれ以上は言えなかったんだね。

そうなんだな。上の者から言われる職員のことも、悪くは言えないよ。おかしいけどね。でも俺よく覚えてたな。J先生の名前とかな。

●退院してグループホームへ

――最後に移動した茨城のI病院で1年半いて、そこで退院の話が出たんですね？

1年半入院した頃ある日、主治医のK先生が言ったんだ。「君グループホームに行く気はありませんか？」なんて言われて。グループホームに行くって、退院のことなのかなって思って。それで俺なんかグループホームも何もわからなかったし、退院なんかできないと思ってたんだ。俺は行きたいけど、ちょっと考えたんだよな。「俺、できるかな……」と思って。その頃は、金もないし自信もなかった。働かなきゃ退院できねえとばっかり思ってたから、退院できねえんじゃないかなと思った。手に職もないし、運転免許も持ってないし、仕事できないし、自信がないから退院なんかできないと思って、ちょっと躊躇してたんだけど。

ところが後で、織田淳太郎さんに相談したら「時男さんだったらなんでもできる、退院できるよ。絶対できるよ」って背中を押されて。それで行く気になったんだよね。それで退院すること決意して。

あと金回りも良くなったし。年金が手元に入るようになったから。いちばん大きいのは年金が入ったからだな。年金が入って生活できるようになったからね。生活の目途が付いた。やっぱり金回りと、あと行く場所。あと状態、病状。それが３つ揃わないとダメだね。三拍子揃ったから、退院する気になった。だけど、不安だったよね。はたしてやっていけるのかななんて。

――金と行く場所と病状。その３つが退院の三本柱ね？　すごく大事なことですね。

うん。病状も良かったし、あと場所もわかったし、あと金回りも良くなったからね。だから三拍子揃ったんだよ。それがなかったら、１つでも欠けてたら行く気にならなかったね。病状が悪かったらダメだし。金回りもなかったらダメだし。

――グループホームには、すぐ行けました？

まず退院するためには、グループホームに試行外泊っていって、試験的に２泊３日、３泊４日泊まって、それで良かったら退院できるっていうわけで。群馬から迎えに来てもらって、２泊３日、最初外泊してやった。グループホームのみんなと喋ったりなんかして、２泊ぐらいして帰ってきて。あそこだったら何とかできるんじゃないかと思って。つぎは３泊４日して。その時も何ともなくて、退院の運びになったんだけど、でも退院するまでが大変だった。退院する直前になって、風邪ひいて熱出して８度５分ぐらいの熱出したんで。それで「また退院できないのか、俺はなんて駄目なんだろうな、ついてねえな」なんて思ってたら、退院予定日の３日前に熱が下がって、「これは奇跡だな、退院できる」。そう思って。退院の運びになってグループホームに入居できた。

●グループホームを出る

――グループホームに入るまでに多分不安もあったけど、入ったら安心できましたか？

一応安心したね。やっぱり住むところできたからね。グループホームに入居して2年ぐらい生活してたんだけど、グループホームの人はやっぱり病院に入院してた人ばっかりで、全然覇気がなくて、みんなやる気がなくて世話人の言いなりになって、自分でやるってこと知らないんだよな。これじゃ駄目だなって、この人たちと一緒になったら自分も腐っちまうなと思って、自分で何でもできるようになんなきゃなんねえなと思って。

それでアパートかどっか借りるかななんて思って。地域活動支援センター(10)に行って職員と話して、パソコンで調べてもらって、1軒探してもらって。それで太田の熊野ってところに一軒家で3万5000円のところがあるってわけでそこに入居しました。そこに入居したんですけど、そこはボロ家で、押し入れの襖開けるとさんが取れちゃって、こんなボロ家じゃ駄目だなと思って。それで不動産屋に行って「アパートいいところありませんか？」って聞いて。したら金山に6畳一間とリビングが10畳のところがあるっていうわけで。熊野に住んでた一軒家より広くていいななんて。熊野は6畳一間に4畳半だけど、今度見つけたところは6畳一間とリビングが10畳もある。して1000円高いだけで、3万6000円で安いっていうわけで、そこに入居して、いま2年か3年になります。

――グループホームの時の個室が？

4畳半一間。4畳半一間って狭いんだよ。テレビ1台置いてやっとなんだよ。寝るとこちょこっとあって。今の部屋と比べて考えたらもう雲泥の差だね。この部屋の半分ぐらいだからね。

――半分以下ですね。

ここ10畳だからね。半分以下だ。

――グループホームの住み心地はどうでした？

グループホームは良かったは良かったんだけど、やっぱりなんかな。1人でブツブツ言ってる人いるし、覇気がねえんだよな。友だちになれねえな、やっぱりな。こっちが病気になっちゃう。

――むしろD病院で入院してる人のほうが、ごく普通だった？

ごく普通だった。D病院と今のJ病院を比べると、D病院のほうが患者の状態の質が良かった。

――状態が良い人でも退院できないのがD病院だったということですね？

うん。デイケアの人見たけど、すごいんだよ。女の人で喧嘩売ってくるのがいるんだよ。なんか気に食わねえと。俺の彼女いるんだけど、それと仲悪くて椅子蹴飛ばしたりして。なんだかんだ言って喧嘩になってすごかったな。女同士の喧嘩ってすごいな。ああいうの見ると、俺ひでえなあと思った。いくら退院してるって言ったって、あんな状態じゃ。したらその人入院しちゃった。蹴っ飛ばした人。やっぱり状態悪かったんだなって。

――逆に言うと、J病院では具合が悪い人でも地域で生活してるってことですね？

そうなんだ。俺より状態はるかに悪い人が、そういう状態でいるんだよな。だから、おっかねえなと思って。俺、そんなに状態良いのかなと思っているんだけど。俺よりはるかに悪いような人がいっぱい街に住んでいるんだよな。

――D病院に入院してた人たち、みんな退院して生活できたかもしれないですね。

そうなんだよな。できてたかもわかんないな。穏やかな人、多かったしな。

――そうやって穏やかで状態の良い人たちを退院させなかった病院と、具合が悪くても退院できて地域で暮らせる病院がある。

そうなんだ。今のJ病院はそういう病院なんだ。

――J病院は昔から基本的に全開放で短期入院を志向してた病院ですから。

穏やかで長期入院してるのが多いんだ、福島のD病院は。みんな可哀想だよな。でもそれも家庭の事情が悪くて長期入院してるんだな。俺も家庭の事情悪かったけど。そういう人が多かったんだよな。病状は関係ねえんだけど、病状は良いんだけど家庭の事情が悪くてずるずると何年もいるような人が多かった。可哀想だ、そういう人はな。

――グループホームがあれば退院できる人もたくさんいた？

そうだよね。俺、退院できたんだからね。グループホームあったから。そういう受け皿にはなったから良かったね。グループホームなかったら、俺退院できなかったよ。グループホームは作ったほうがいい、やっぱりね。やっぱり段階踏んで、グループホームあったほうがいいよ。グループホームで住んで、それから住み心地良くなって、もっといいっていうところあるって考えて、もう一段階良いところ目指すってわけで、俺みたいにアパート見つけて住むとか。それで良かったら、一軒家借りて住むとか。一軒家で満足しないで、もっといい暮らししたいって思ったら、夢持って家作るなりの考え持ったほうがいいな。上には上って、こう一段階ずつ階段上がっていくように。夢持ったほうがいいと思うんだね。そうすれば、人生が変わってくと思うんだよね。いつも下向いてたんじゃ駄目だもんね。いつも上を目指していけばいいよね。登山みたいにね。そうしたら夢があって薔薇色なんだよね。いつも下ばっかり向いてたんじゃ駄目なんだよね、やっぱり人間っていうのはね。上を目指していかないとやっぱり。

（9）織田淳太郎…ノンフィクション作家。伊藤さんとはD病院入院中に知り合った。その後、2013年には伊藤さん（ペンネーム：時東一郎）との共著『精神病棟40年』を刊行。2人の詳しい経緯については、第Ⅲ部78～80頁を参照。

（10）地域活動支援センター…地域で暮らす障害のある人の日常生活や社会生活をサポートする。障害者総合支援法に基づく福祉施設で、Ⅰ型・Ⅱ型・Ⅲ型の3種類があり支援内容はさまざま。

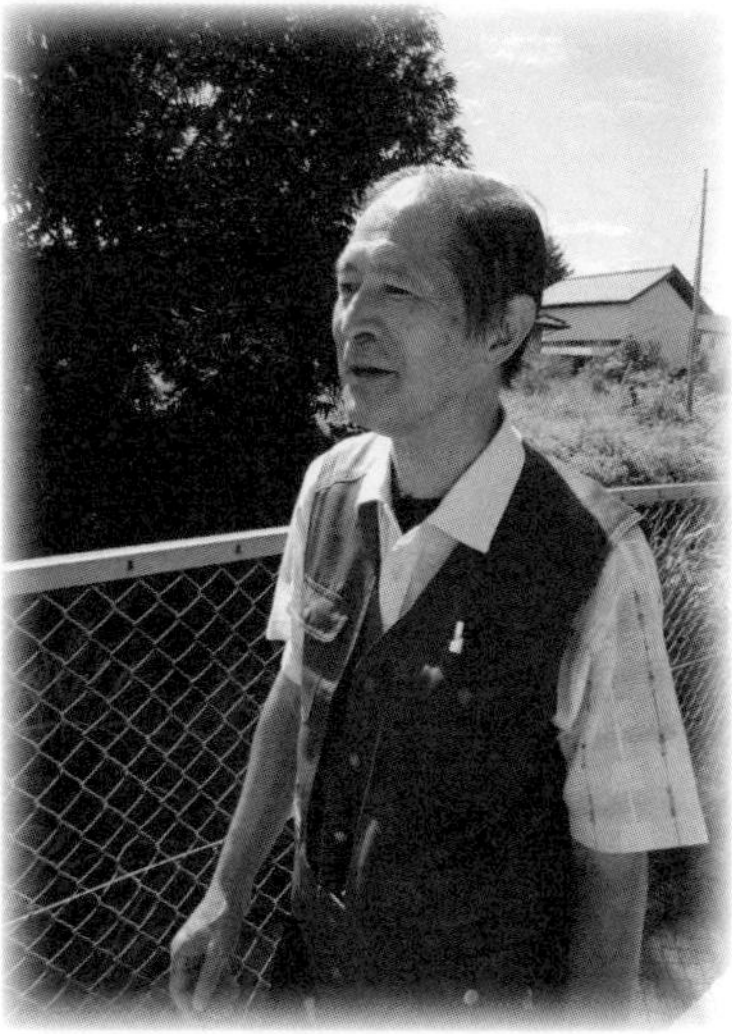

太田市内にて

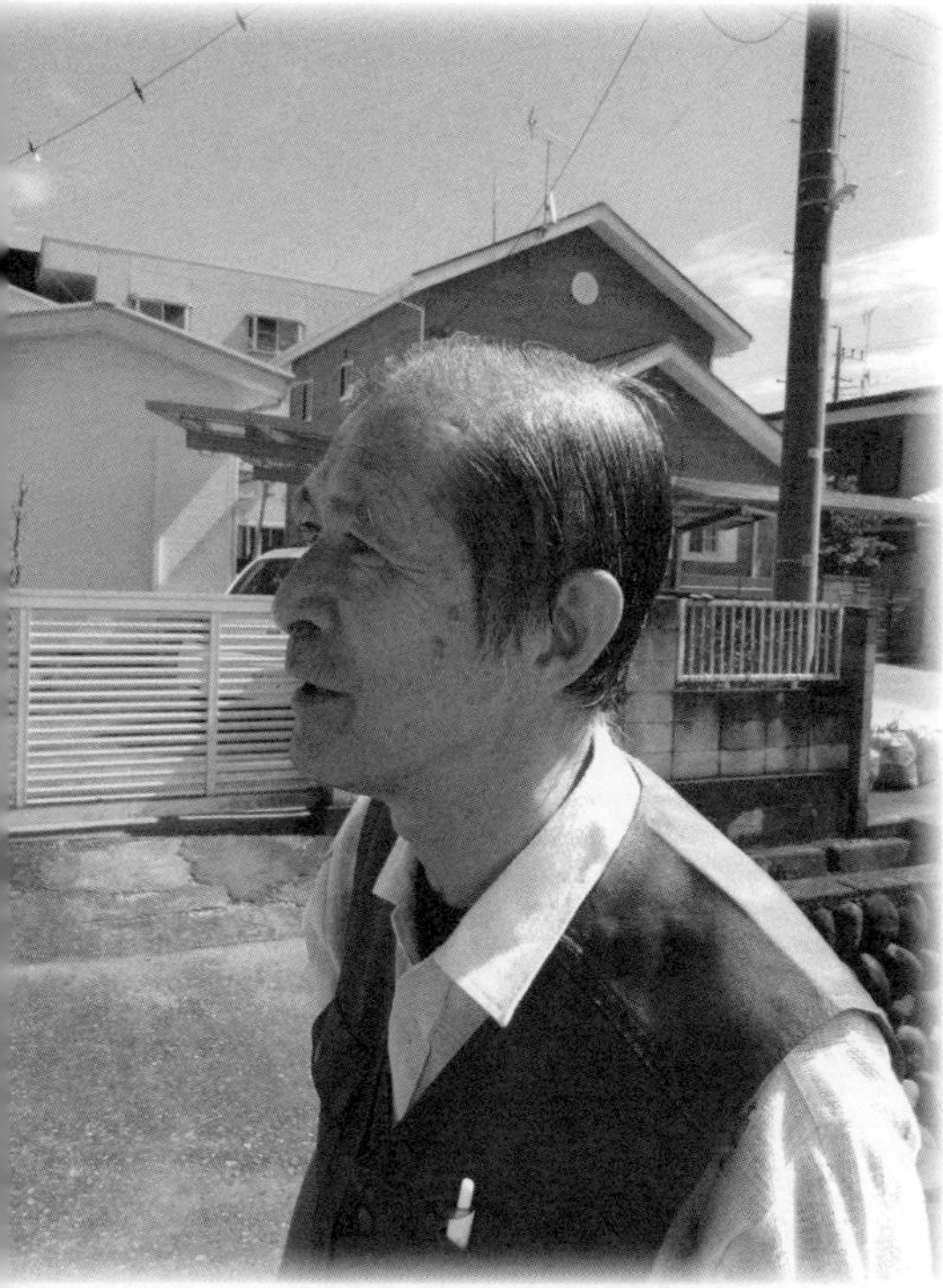

第6章　ひとり暮らしの日々

●ピアサポーターとしての今

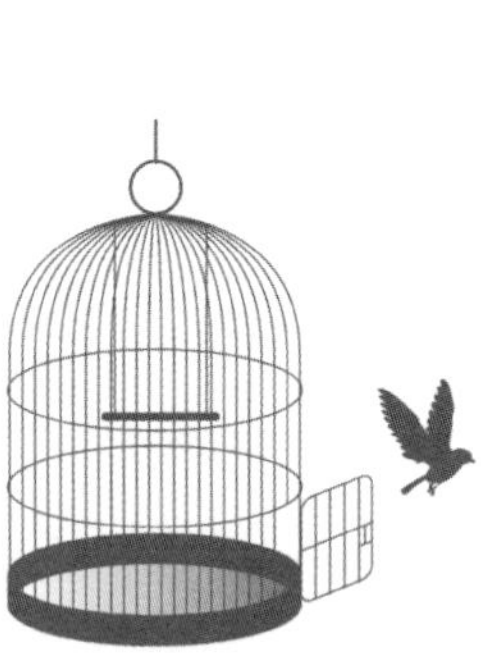

――時男さんの人生訓ですね。今も入院してる患者さんたちにそう声かけたいわけですね。

そうなんだよね。そういうの伝えていったほうがいいと思うんだよね。ピアサポートの病院訪問とか、そういうので言おうかなと思ってるんだ、俺。今度ミーティングとかあるんだよね、ピアサポートの。J病院でオンラインで講演やった結果の、職員と話しするミーティングがあるんだよ。J病院の患者さんと話して、その結果どんなことを感じましたかとか。その感想とか、そういうのを意見述べてくださいって言われたら、その意見を積極的に言わなきゃならない。そういうことを俺が話ししたらいいんじゃないかなと思ってね。

――ピアサポートでは、どんな活動を？

ピアサポートっていうのは、「ピア」ってのは仲間たちとか友だちって意味で、「サポート」ってのは助けるって意味で、ピアサポート。精神病の患者を助けるっていう感じで、病院訪問とか講演とか市役所とか県庁とか、そういうところ行って講演聞いたり話したり、オンラインの講演とかやったり、そういう仕事やってきた。昨日もオンラインでJ病院と講演したところで。ピアサポと一緒に3人でピアサポートの仕事やってきました。J病院の患者と。自分でもびっくりした。うまく話できたって。

――ピアサポートは、なんか声かけがあったんですか？　やりませんかって。

自分から。人が話ししてるの聞いて、ピアサポートって仕事あるのかと思って。俺、アルカディア(11)に直談判して「入りたい」って言ったんだ。そして入った。ピアサポートの資格っていうのがあって、講義受けなきゃならない。それで講習４か月ぐらい……どこだっけかな。前橋かどこかかな。あそこで受けて、そして資格取ったんだ。

――ピアサポートの講習会受けてどう思いました？

いろんな人いるなと思った。いろいろやりがいがあるなと思った。

――自分から直談判してまでもピアサポートやりたいと思ったのは、なぜ？

やっぱり俺みたいなさだめの人も……さだめっていうか、俺みたいな気持ちの人がいっぱいいるんじゃないかなと思って、そういう社会的入院になってる人のために手助けしてあげたらいいんじゃないかなと思って。だから、それでピアサポート。友人を助ける。患者さんを助ける。そういう仕事やりたいなと思った。

――実際に病院に入院している人と改めて話して、どう思いました？

やっぱりね、施設症になってる人が多かったね。退院したくなくなって、「病院のほうがいい」っていうような人がいたね。それじゃ駄目だなと思って。積極的に話しかけたんだけど、それでも施設症に陥ってる人が多かった。退院する意欲を奪われちゃっていて、病院のほうがいいっていう感じだ。なかには社会に出て働きたいっていう人もいたよね。もう年寄りの人が多かったね。

――病院のほうがいいって言ってる人に、時男さん、どうやって声かけるんですか？

そういう人は違う面で、折り紙なんか折って、気持ちをはぐらかして、こういうのも折ったらいいんじゃないのかって。こう、和を持ったの。患者とピアサポートの和を持って、こういう仕事もやってるんだっていう和を持った。そうしたら、なんとか打ち解けてきたね。

――それこそ外に出るのが恐くなって、不安だらけの人だと、急に退院って言われてもね。

そうだ、そうなんだ。年寄りのあれだとそういう気持ち出てこないからな。やっぱり俺みたいに社会に出て仕事もできないし、もう年だから、そういう頭があるから、今さら働けって言ったってしょうがないし。今さら娑婆で、娑婆っていうか、社会で生活できないんだって、そう思っちゃう人が多いんじゃないの。そういう人を説得するってのも、なかなか難しいね。

●ひとり暮らしの日常

――自分の病状としては、今いかがですか?

今の病気の状態としては、退院してからずーっと平均して一定で乱れてないんだね。それで10年も病院には入ってない。このままいったらうまくできるんじゃないかと思って今過ごしてる。

群馬県太田市・金龍寺境内にて

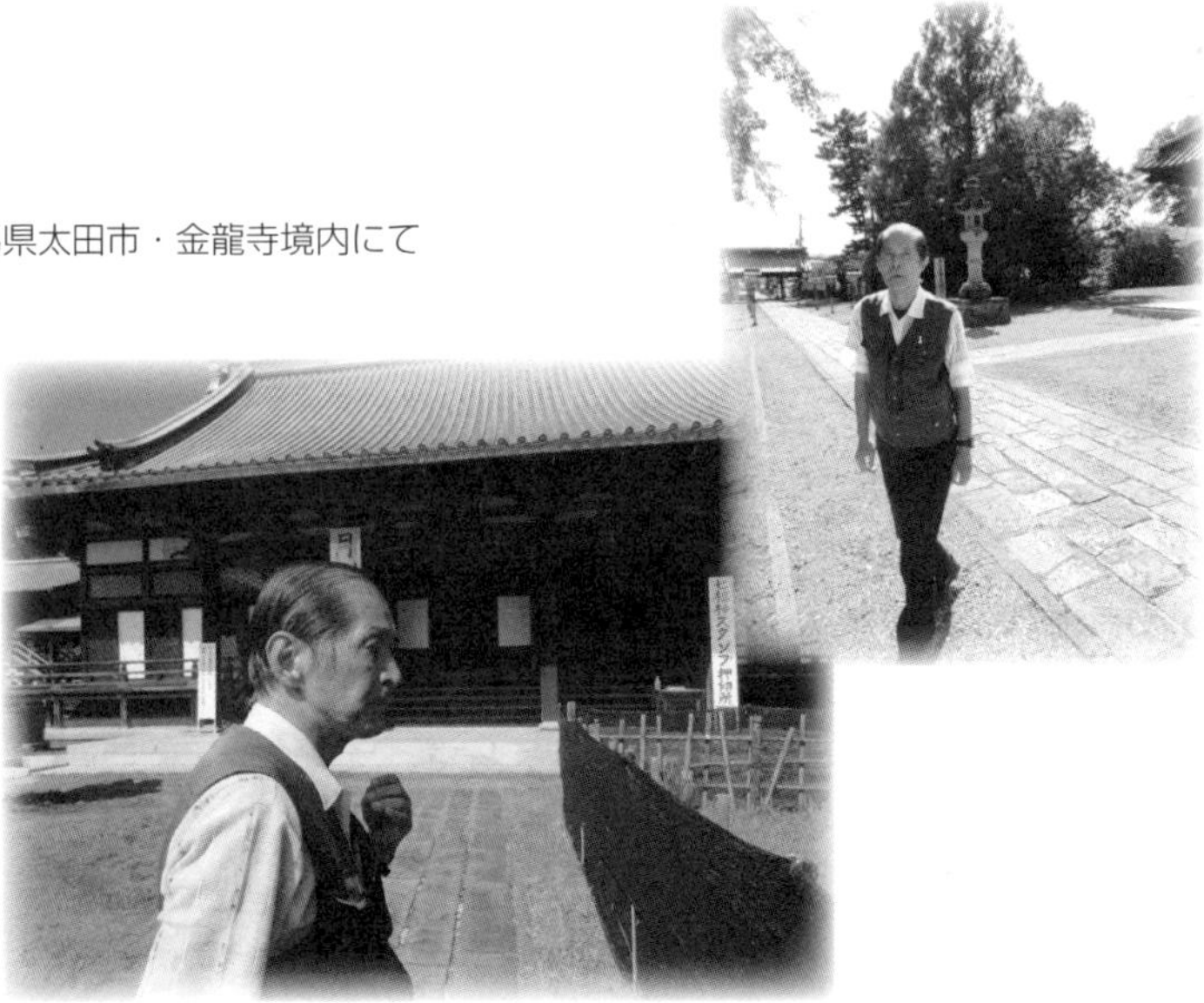

——生活費はどのように？

生活費。あの東日本大震災が運命変えたんだよね。あれで賠償金もおりたしね。

——その賠償金と障害年金で？

今、暮らしてるんだよね。賠償金をもとに投資信託したりしてんだよね。分配金が月５万ぐらい入ってくんだよ。だからいい金になったなと思って。東京電力の賠償金は。仕事しなくてもゆとりが出たから、年金の他にそういう収入があっから。障害年金だけだと大変なんだよね。

——でしょうね。１級ですか？

１級。月にすると８万。８万とちょっと……

——そうすると今のところ、生活については経済的にも安定してる？

経済的に安定してる。だってここの家賃３万６０００円って、病院のメンバーで、３万６０００円のところ入ってるの俺ぐらいじゃないかな？　みんな市営住宅とかそういうところだな。俺はいい暮らししてんだよ。テレビだって２台あるしね。贅沢だよな、俺は。

——でも、さんざん苦労してきて、自分の人生を楽しめるようになったんだから。

ほんとだね。

——太田での今の生活の様子をお聞きしたいんですけど。

今の生活？　今の生活はデイケアに１週間に今は２回ぐらい行ってるかな。土曜日行くかなと思って。明日はちょっと用事があるんだよね。土曜日は必ず行くかななんて、土曜日は暇だから。１週間に１回から２回は行ってるね。Ｊ病院のデイケア。あと、カラオケなんかに行ったりして。「我楽多《がらくた》」っていうカラオケ屋で。そこに行って、歌って来る。そしてそこで和を持って……老人が多いんだけど、７０～６０歳ぐらいの人と歌って和を持って話ししてくる。そしてマスターとも友だちになって。週１回。日曜日なんだよね。たいがい日曜日に行く。あと、アルカディアに週3回ぐらい行ってる。週3回ぐらい地域活動支援センターの「ふらっと」に寄って、それから老人センターに行って、風呂入ってくる。そんな行事だね。あと、さっき一緒に行った店あるでしょう。「喫茶店クルンモット」。あそこに毎日のように行ってる。1週間に3回ぐらい行ってるな。行くのは月曜日と木曜日と土曜日と日曜日。あそこのスナック。焼きそば屋。あそこの人、いい人ばっかりなんだ。あそこで話ししてくるんだ、いろいろね。

――あそこは喫茶店なの？

喫茶みたいなスナックみたいな。喫茶スナックなんだ。あそこで雑談してくるんだ。だけど、お客さんいる時は雑談できないけど。2人ぐらいの時は雑談してくる。

――J病院のデイケア、カラオケ我楽多、ふらっと、老人福祉センター、喫茶店クルンモット。この5つの場所でダブってる人はいなくて、伊藤さんの居場所が5つあるって感じなんですか？

そうなんだ。あとたまに、「あっちゃん」ちに行ってるし。居酒屋あっちゃん。あそこにしばらく行ってないな。前は行ったんだけどな、1週間に1回ぐらい行ってたな。今は行かねえや、あんまり。俺行くと喜ぶんだよな。

――週3回行ってる「ふらっと」ではどういうことやってるんですか？

ふらっとではeスポーツやってる。テレビでボーリング。あと時々、ドライブなんかあるんだよな。車に乗っけてあちこち神社まで歩いたりなんかするんだ。あれに書いてある。ふらっとの行事（壁に貼ってある紙を指差して）いろいろプログラム書いてある。隣のが、デイケアのプログラムと食事の献立表。食事はデイケアで出るのあれ。全部書いてある。明日の土曜日、何出るかな。食事してくるんだ。デイケア「かにがさわ」っていうところ。

――一緒にピアサポート活動をする人は、ふらっとのメンバーなんですか？

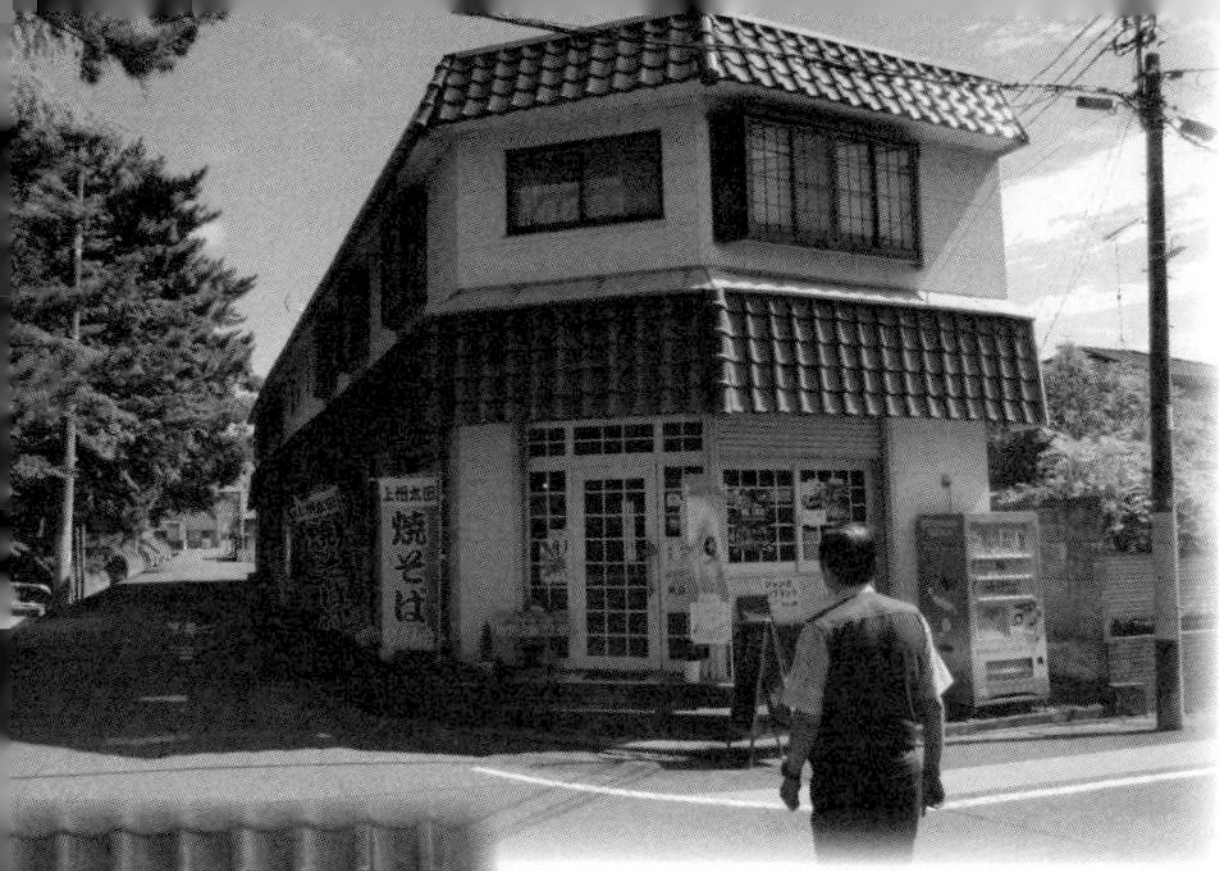

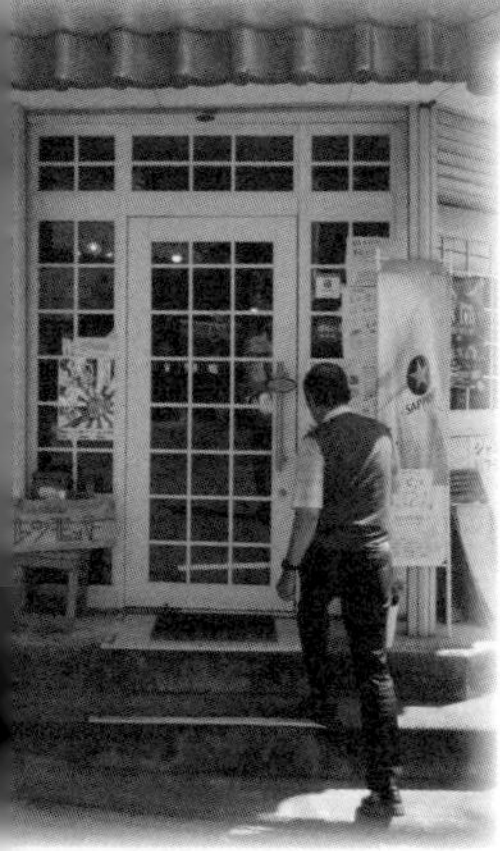

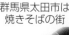

メンバー。病院の患者だった人がピアサポートやってるんだ。退院して、地域の事業所利用してる人がピアサポートやってるんだ。あそこのJ病院の患者じゃなくて、違う病院の患者だったけど。病院の患者は経験したこと、体験したこといろいろ利用して、ピアサポートするんだよね。

――外来受診は、どこで？

J病院。ひと月に1回ぐらいかな。今度10月にあんだ。10月にJ病院の外来と、あと糖尿の外来があんだよ。糖尿の外来が、K病院ってところがあんだよ。そこに行ってんの。ちょっと遠いんだよ、自転車で30分ぐらいかかんの。遠いんだ。30分以上かかんかもわかんねえ。糖尿病外来が月1回。

――糖尿病のほうはどうなんですか？

糖尿の血糖値高いんだよな。HbA1cっていうの6・2までが正常なんだけど、7・4もあんだよ、今。ちっとオーバーしてんだよな。HbA1c大事なんだよな。ちょっと高いんだよな。

――食べ物気をつけなきゃいけないですね。

ほんと食べ物気をつけなきゃなんねえ。

――焼きそば大盛、食べちゃいけないんでしょうね。

焼きそば大盛な。さっき、食っちゃったもんな（笑）

群馬県太田市は
焼きそばの街

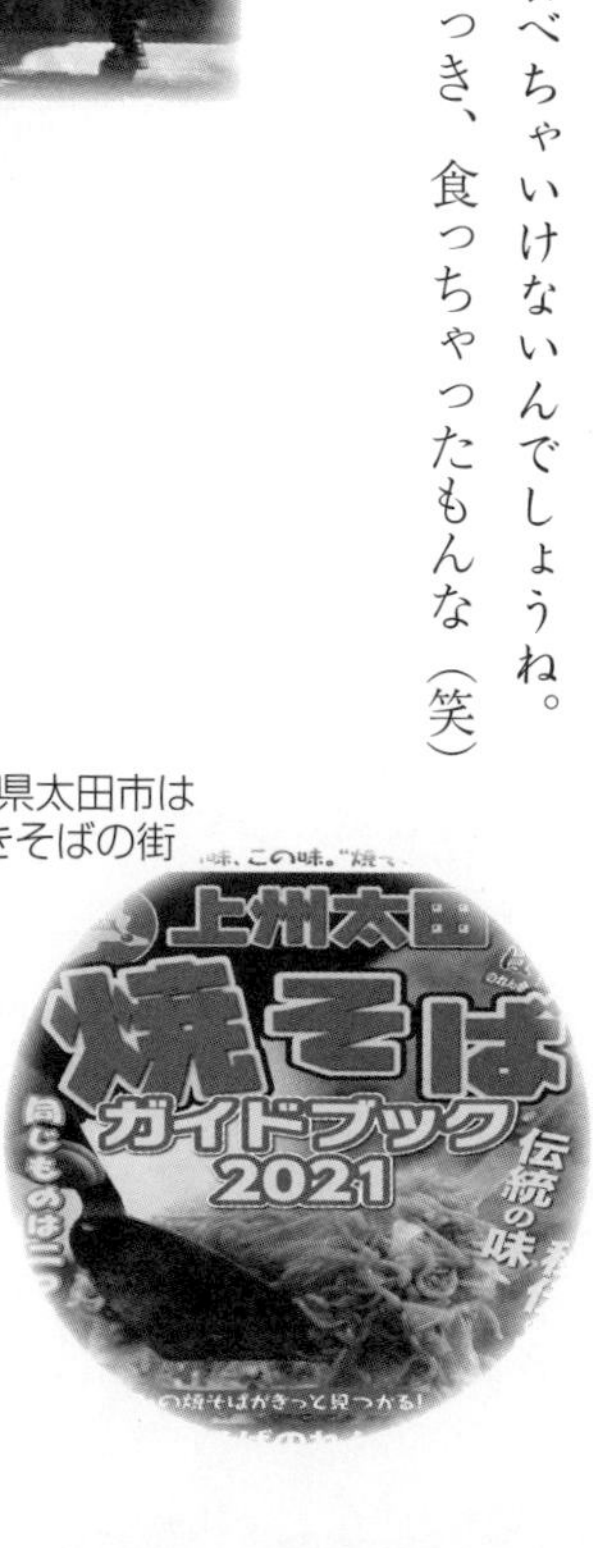

●街の仲間たち

――太田のいろんなところに仲間がいるんですね。

そうね。俺作ったんだ。自分で積極的に。いろんな店行って。あと「えん」ていう店もあんだ。ドン・キホーテの近くでダーツがあるくつろぎ居酒屋。ダーツとカラオケやるところがあんの。そこのママさんと友だちだ。そこにもひょっこり行って、ママさんとお話しして友だちになった。若いママさんなんだ。

――でも、お酒は飲まないんですもんね。

酒飲まねえよ、俺。うん。遊び人だ。

――まったく見知らぬ土地に来て、どんどん仲間を作れるってすごい才能ですね。

そうだな。

――新しい友だちをなかなか作れない、苦手な人もたくさんいますもんね。60歳で退院して、それから自分から積極的に仲間を作ったんですね？

うん。

――今の日常生活は、結構充実してるって感じですか？

そうだね。

――さっき行った店で、僕が「東京から来ました」って挨拶したら、お店の人が「取材？」って聞き返しましたよね。いろいろ取材されてる人だって、みんなわかってるわけですよね？

俺言ったじゃん、「明日取材に来っかもわかんねえ」って。取材みたいなことするかもわかんねえって、昨日言ったから。新聞記者とかが取材に来っからな、俺んとこにな。それも言ってっから、また取材かな

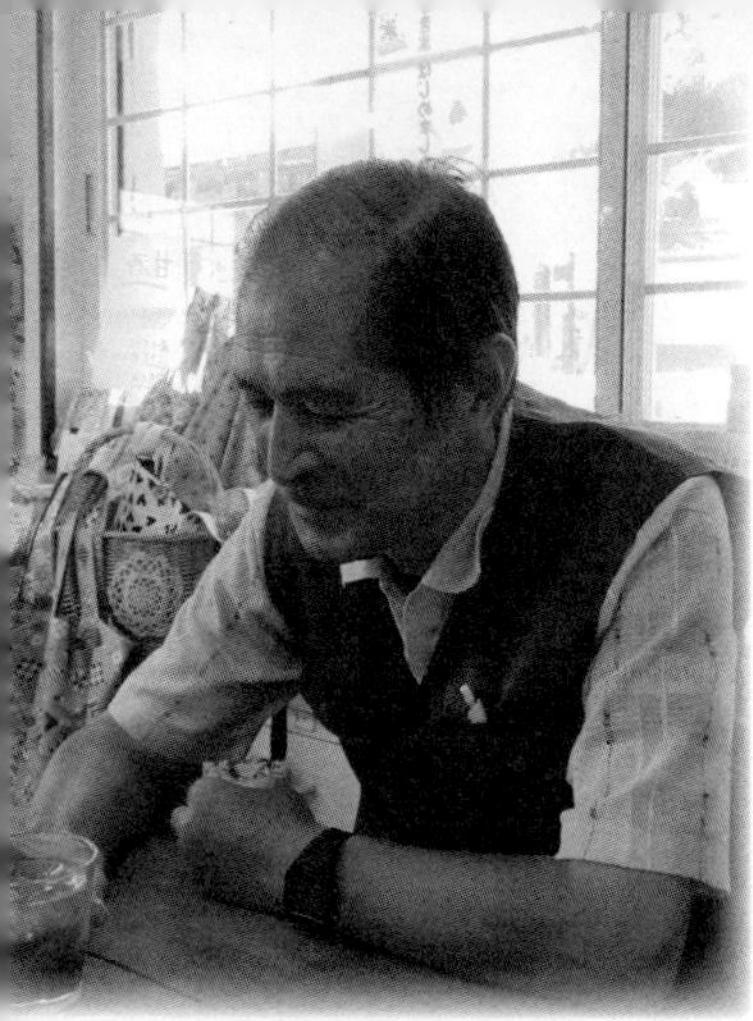

と思ったんじゃねえかな。

――時男さんが「40年入院してた」という話はみんな知ってるわけ？

俺、話したから知ってんじゃないかな。でも、そんなにビックリしないんだよな。

――「えー？」って驚かないですか？

そうだな。でも、俺行くと、草刈正雄なんて言ってんだよ。クルンモットを作ったオーナーが「あんたは草刈正雄に似てる」とか言ってるんだよ。

――普通の町中の人のほうが、精神病にあんまり偏見ないのかもね。

そうだね。「あっちゃん」なんてそうだもんな。俺行ったら仲良くなっちゃったもんな。偏見ねえよな。あんまりな。やっぱり人によるんじゃねえのかな。俺が、今みてえな俺じゃなくて、もっとブスっとして、話もしねえで、口下手で、ムスっとして、暗いような人だったら、そんなんに思われんじゃないかな。俺、意外と愛嬌があっから、それで良く思われんじゃないかな。

――入院してる時からそうでした？

うん。話好きだった。ベラベラ喋るほうだったから。

――その性格が幸いしてるのかもしれないですね。

そうかもね。

――いろんな人と分け隔てなく話せて、友だちになって。

そうだね。

――あんまり敵もいなくて、味方がどんどん増える人だなと思ってた。

そうかな。……あんまり、なんかな、短気な人には話しかけねえから俺。短気そうで、口に棘のあるような人にはこっちから話しかけない。

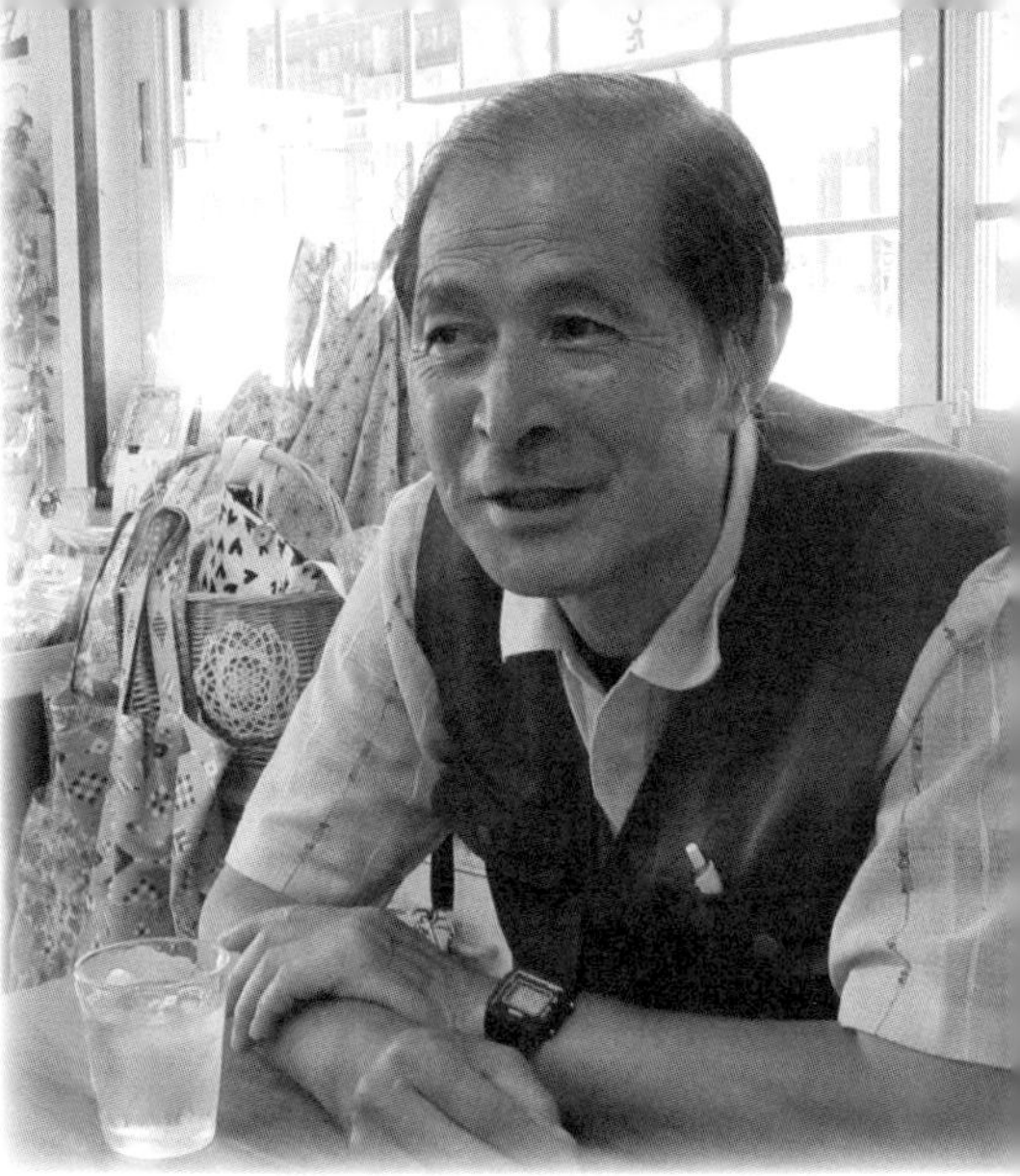

喫茶店クルンモットにて

やっぱり温厚な人狙って喋るな、俺は。人見て喋るよ、やっぱり。

——人を見る目があるんだね。

たいてい人ってそうじゃねえの？ 性格、顔見てわかる、だいたいね。この人は良い人だなんて、見て。やっぱり顔がちょっと歪んでて暗い人は、あんまり性格いい人少ないね。顔が美形とかそういう人は、そんな悪い人いねえんだよな。ハンサムのような人に悪い人いねえんだよな、あんまり。

——自分も苦労してきたから、そういった人を見る目が。

目利きができるようになったんだよね。

（11）アルカディア…群馬県太田市の社会福祉法人。地域活動支援センターⅠ型・Ⅲ型、自立訓練（生活訓練）・宿泊型自立訓練事業所、グループホーム、相談支援事業所、就労継続支援B型事業所などを運営している。

第7章　精神医療国家賠償請求訴訟へ

●精神国賠を提訴して

――2020年の9月20日に精神国賠の提訴をして、厚生労働省の記者クラブで記者会見をして、もう2年経ちましたけど。今の率直なお気持ちを教えてください。

　何もわかんない俺が、裁判を起こすのなんて夢みたいだったけど、ほんとやってみるとなかなか大変だった。雲を掴むような話をしなきゃなんないし、自分ではやってやれるかとか心配だったんだけど、やり出してみるとみんな助けてくれて、みんなの口添えがあって、ここまで来れたことを誇らしく思ってるよ。それで今裁判で思ってるのは、国がどれだけこっちの言うことを聞いてもらえるか。そしてどこまでこっちが意見を言って、それが通じるのか。やるだけやって駄目だったら駄目で、裁判に立ったからには最後まで諦めないで頑張ってやりたいと思ってる。

――東京地方裁判所で、原告の意見陳述する時には緊張されてたようですけど。

　自分の意見を述べる時は、ちょっとあがって手が震えてたけど、何とかするつもりで文章読んで意見を述べた。何とかやり遂げたね。最初に詩を読んだ。「かごの鳥」っていう詩。あれは病院生活でどうにも蜘蛛の糸に絡まった蚊みたいに身動きが取れない状態を描いた詩なんです。どうしても退院できなくて、結果あんな詩ができたんだね。

――当時の「かごの鳥」の心情というのは、今どうなんでしょうね？

今は退院して解放されて、今、表で餌ついばんでる鳩みたいなもんです。

――解放されたんですね。自分の気持ちは意見陳述で伝えられましたかね？

伝えられたと思ってます。やっぱり社会的入院とか、施設症に陥ってる人を、１人でもなくしたい。それには私みたいに病院生活４０年も過ごした人が、裁判所で意見を述べて、それで国を動かせたらいいなと思ってる。

――被告国側の人にどう響きましたかね。裁判をやってみて、改めて思ったこととかあります？

裁判、こっちで意見を言うんだけど、それが相手に伝わるかどうか、それが心配でならない。だけど弁護士さんたちが一生懸命取り組んでるの見て、俺たちもやれるんだなとつくづく感じた。

――弁護団は一生懸命ですよね。一応裁判着手金をね、お支払いして契約はしたんですけど、その後お金を一切受け取らないんですよ。

あーそうなんだ。受け取らないんだ？　そんなに慎ましいやな。

――時男さんの裁判を心から応援してる。

そうなんだ。ボランティアみたいなんだ、じゃあ。それだけ、応援してくれてるんだ。お金じゃないっていう。そうなんだ。それはありがたいね。寄付金も随分集まったんじゃないの？

――それで、パンフレットの印刷代や、裁判報告会やるときの会場費とかに充ててます。

あーそうなんだ。会場でね。報告会とかああいうのやるのにも、会場借りるから金かかるんでしょ、やっぱり。都心だし金かかるのね。あと俺なんかホテルに宿泊するから、それだけでも金かかるよね。

――裁判に毎回来てもらってる旅費交通費は、精神国賠研で応援していきます。今「証言集め」活動をやっていて。時男さんの裁判は時男さん１人のことじゃないと。

他にも同じような体験した人がいるかって、そういうの集めてるの？

——同じような体験をした方は声を寄せて欲しいって呼びかけて。一応今ね、１００通ぐらい。

１００通も来てるの？

——１００通のうちの半分がね、入院体験のある当事者の人たち。専門職の人も、自分の勤めていた病院であったこととか。それを率直にみんな書いてくれていて。

本当にありがたいよね。

●裁判の行方

——裁判については伊藤さんの予測はどうですか？

負けんじゃないかな……だと思うね。そう簡単には勝てねえな。

——確かに、国のほうからすると、仮にこれで伊藤さんが勝って終わりってなったら、他の人にもみんな賠償金を払ってかなきゃいけないってことになりますね。

そうね。そうだよね。

——国からすれば、やはり負けるわけにいかないってなる。

そうだよね。簡単には勝てないよ。難しいよな、やっぱりな。でも、やるだけやって、駄目だったらいいんじゃねえの？　やるだけやって、これだけの成果が出ただけでいいじゃん。これだけやって、これだけの成果が出たって立証ができれば、それで俺たちがこれだけできたんだって、確証ができるもんね。

——東京地裁で結論が出た時、仮に原告側が勝てば国側は認めがたいって控訴するだろうし。やっぱり高等裁判所、最高裁判所なんて形で続いてくかもしれない。

大変だな。そうなったら。一発で決まればいいけどね。決まんねえ。なんだっけ、あの、ハンセン病は勝ったんだもんね。

―ハンセン病は熊本地裁、地方裁判所のレベルで。

終わったんだ？

―国側が最後まで裁判で戦うっていうのではなく、過ちを認めたんだよね。

ハンセン病の人たち、俺たちのこと応援してたもんね。

―ハンセンの裁判を戦った人たちは、「次は精神科の患者さんたちですね」って言ってますね。

言ってたね。同じ思いしてるからってね。沖縄の人が。応援してくれてっからな、勝たなきゃなんねえな、ほんとな。

―みんな長期隔離収容政策の対象になって苦労して、あるいは亡くなっていってる。

そうなんだよね。どうなんのかなあ。来年決まんねえのかな？

―一定の結論は出るでしょうね。

やっぱ気になるね、来年。

―1回まず地方裁判所で判決が出ると思うけど。

ああ、そっか。いつ頃決まんだろう。来年の春頃には決まる？

―どうでしょう。それぐらいかな。

ああ。いつ頃決まんのかなあ。

●読者へのメッセージ

――時男さんから、この本の読者へのメッセージがあれば。

精神病院っていうのはいろんなことがあったけど、入院してる時は鉄格子の中でいろんなことを経験した。自殺した人もいたし、あと脱走した人もいたし、俺も自ら脱走したことがあるけど。そんな苦しいこともあったけど、長期入院してわかったのは、入院すれば入院するほど忍耐力が付いたのは本当なんだよね。どんなことがあっても我慢するってことが身に付いちゃった。４０年も入院してたもんだから、どんな嫌なことでも投げ出さないでやってくっていうことができるようになった。みんなにはわかんないかもわかんないけど、俺は退院してから忍耐力が付いて、病院に入院してあんな辛い思いしたんだったら、絶対入院しないっていう気持ちでいたら忍耐力が付いて、今んところここ10年は1回も入院してないしね。それだけ忍耐力っていうのは大事だと思うよ。だからみんなに言いたいのは、辛抱っていうのを、絶対我慢っていうことと隣合わせで、それを忘れないで忍耐力を付けてほしい、辛抱するってことを大事に思ってほしい、それが言いたいです。それで忍耐力が付けばどんなことがあっても、辛いことがあっても、生きていけると思うんだよね。だから、みんな我慢っていうことを忘れないでください。それだけ言いたいです。

――入院してる人たちは、我慢して耐えてなんとか中で生活をしてきている。

そうだね。

――時男さんもずっと我慢して耐えてきた。

そうだね。

――それで忍耐力が付いたって、よく捉えられてるからいいけど。

でも、たしかに忍耐力付いたよ、俺。嫌なことあっても、ちょっと喧嘩をふっかけられたことがあっても、「なんだこの野郎ぶっ飛ばすか」とか、そんなこと考えないようになった。こんな時は黙ってたほうがいいなとかって、絶対手出したら駄目だとかって、そういうちょっとしたこと、嫌なことでも我慢するってことを覚えたね。

――時男さんが人生で得てきた教訓ってことですよね。裁判を応援しようって思ってる人たちへの、メッセージとかないですか？

未だに退院できなくて辛抱して、我慢して、退院したいと思っても退院できないような人たちがいっぱいいるんだけど、そういう人たちのためにも応援してもらいたい。社会生活ってのは、良い面がいっぱいあるっていうことを、みんな支援者の人が教えてくれたら良いと思います。入院が長くて「病院のほうが良い」っていうふうに施設症になってる人が、社会の良い面を全然知らなくて生活してる人が多いし。そういう人のためにも、社会生活が病院生活よりものすごく良いってことをわかってもらえるように、支援者の人も口添えしたり、陰ながら応援してもらいたいと思ってます。お願いします。

●専門職の人に伝えたいこと

――専門職のスタッフの人に、伝えたいことってどうですか？

専門職？　例えばケースワーカーの人に言いたいのは、ソーシャルワーカーだかなんだか知らないけど、前いた福島の病院は、行事なんか企画してやるんだけど、患者さんも楽しくて喜ぶんだけど、いざ退院となると退院させない。そういうのでは駄目だから、やっぱりなんとか退院のほうを優先して、退院させるようにもっていくように企画するのが先だと思う。もっと院長にも進言してね、入院患者を退院させていく。退院して街で生活できる人は、いっぱいいるんだから。そういう目を持って行動して欲しいよね。

――看護師さんになんかありますか？

看護師さんは、患者さんが退院したいのはわかってて、患者さんが「退院したい、退院したい」って、看護師さんに言うんだけど、それをわかった振りして、「あんたは状態悪いから退院できねえんだよ」なんて言って、諦めさせるような言葉を言う看護師もいるから、そういう言葉をかけないで、もっと励みになるような言葉で接触して行動してもらいたいよね。

――精神科医のお医者さんには。

精神科医のお医者さんか。前いたＤ病院の俺の主治医だった女医の話したけど、風邪ひいた時、てんこ盛りの薬を出したんだよね。なんでこんなてんこ盛りの薬出すのかなと思ったら、何故かなと思ったら、それがよくわかんなかったんだけど、もっとよく考えて出したらいいんじゃないかと思うね。これだけの、てんこ盛りの風邪薬出したら状態が悪くなるのが当たり前なのに、それわかってて出すんだか出さないんだか、そういうのわきまえない医者もいるから、そういう医者はどうなってるんだか考えてもらいたいと思ってます。

――病院長に。

院長か。院長先生に言いたいことは、院長先生でも経営者の院長もいるんですよね。そういう院長先生は自分が経営者だったら、グループホームとかそういう施設を作って下準備して、退院、準備する患者さんのために掛けて、もっと患者さんがすぐ退院できるような下準備するような施設を一刻も早く作ってもらいたいと思ってます。

――家族の人たちになんか一言ありますか？

家族の人たち。家族の人か。家族の人の中には、自分ちの子どもが精神病院に入ったからと思って、偏見を持つ人がいるんだよね。ちょっとおかしな行動すると、なんだおかしくなったな、またおかしくなったんじゃないかと思って、すぐ病院に入れる人がいるけど、そういうの考えないで。入れたらその患者、その人は一生を棒に振りますから、よく考えて行動して患者さんを見守ってくださるようにお願いします。その人が、その息子さんは一生台無しになるんだから、ちょっとしたことで病院にむりやり入れることは止めて欲しいと思ってます。

――あと伝えたい相手っていませんかね？

伝えたい相手……。別にいないなあ。終わりだな。

●人生を変えた人との出会い

これカラオケ行った時の。これ歌手だよ（写真を見せて）。

――え？

演歌歌手。この人。この歌手。岡田しのぶって言うの。一緒に撮ったんだ、写真。時男さんへって、くれたんだ。記念になる。

――プロの歌手じゃ歌もすごいんでしょう。

上手いよ、歌上手いよ、この人。歌聴いたけど。「こんな私でいいのなら～♪」なんて。……ここにいろんなの並べてあんだ。（額に入れた写真を指差して）並べんの好きだから。

――一目でね、いろんな人が常に見える。

これ織田淳太郎さんの（一緒に写る写真を指差して）。

——織田さんとの出会いは、人生を好転させてくれましたね。

俺、テレビまで出たもんね(12)。Ｄ病院にいた時、織田淳太郎さんが入院してたんだよ。そしたら誰かが言ったんだよ。「有名な作家が入ってきたぞ」とか言ったんだよ。そうかなと思って。そしたら俺の部屋に入ってきてさ。話しかけたっけ、友だちになって。それから、こういう付き合いになったと思う。織田淳太郎さんと会わなかったら、こうして古屋さんにも会わなかったよ。

——そうですね。織田さんに出会ったことと、地震があったことで人生が変わりましたよね。

変わった。変わった。

——不思議ですね。

俺の人生変わったんだ。それじゃなかったら、俺普通の人間だったよな。精神科病院で一生過ごしていたかも知れない。この頃は良かったな、顔つきがな。（テーブルの上の写真を指差して）こんな若い時もあったんだよ。４０代後半だな。ソフトボール行った時。グラウンドの近くで撮った。大熊町で。顔つき違うもんな、これとこれな。やっぱりな。（最近の写真を指差して）こっち。こんなに頭も禿げ上がってんのな。

——でも、顔が柔和ですよね。とても柔らかい。

柔和な。ああ～、そうなぁ～

(12)　伊藤時男さんが出演したテレビ番組
・ＮＨＫ：ハートネットＴＶ「６０歳からの青春―精神科病院４０年をへて」。２０１４年６月１０日放送
・ＮＨＫ：ＥＴＶ特集「長すぎた入院―精神医療・知られざる実態」。２０１８年２月３日放送
・アベマＴＶ：ＡＢＥＭＡ Ｐｒｉｍｅ「精神病院に４０年間」。２０２０年１１月１１日
・ＮＨＫ：ハートネットＴＶ「進まぬ退院〝社会的入院〟を考える」。２０２２年１２月１４日放送

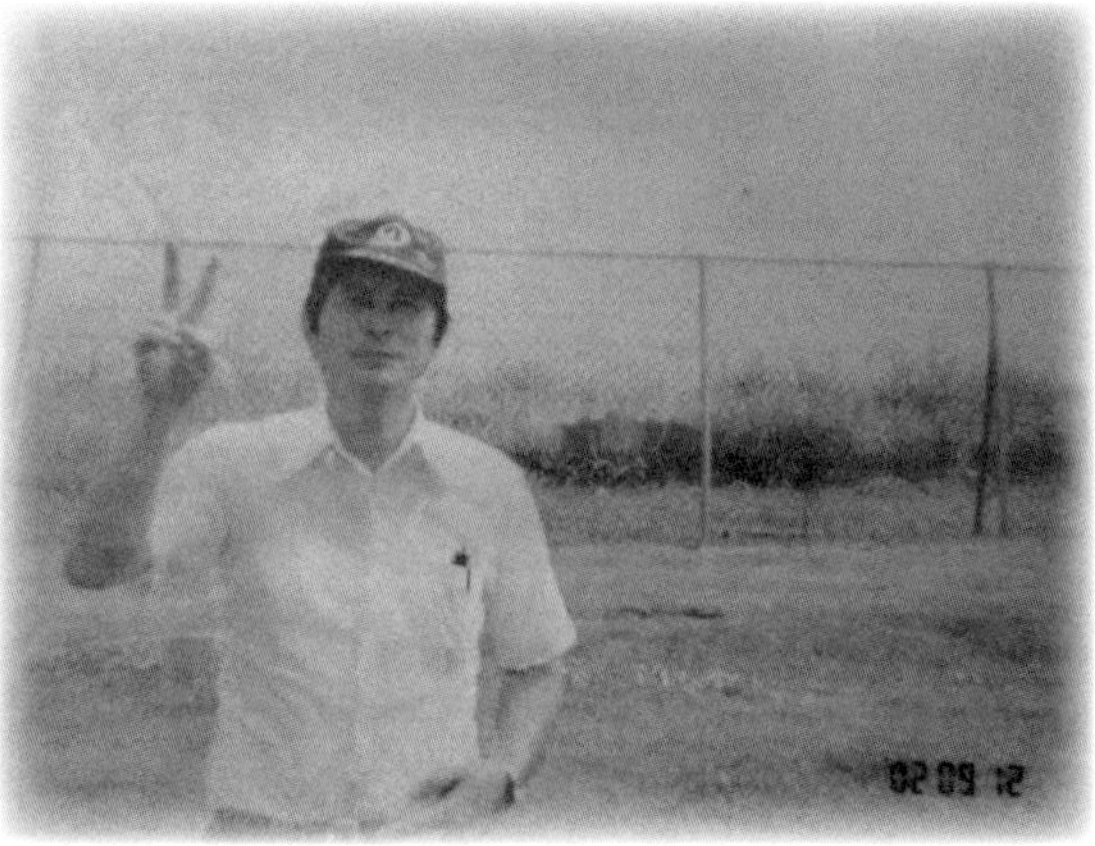

2002年　福島県大熊町グラウンドにて

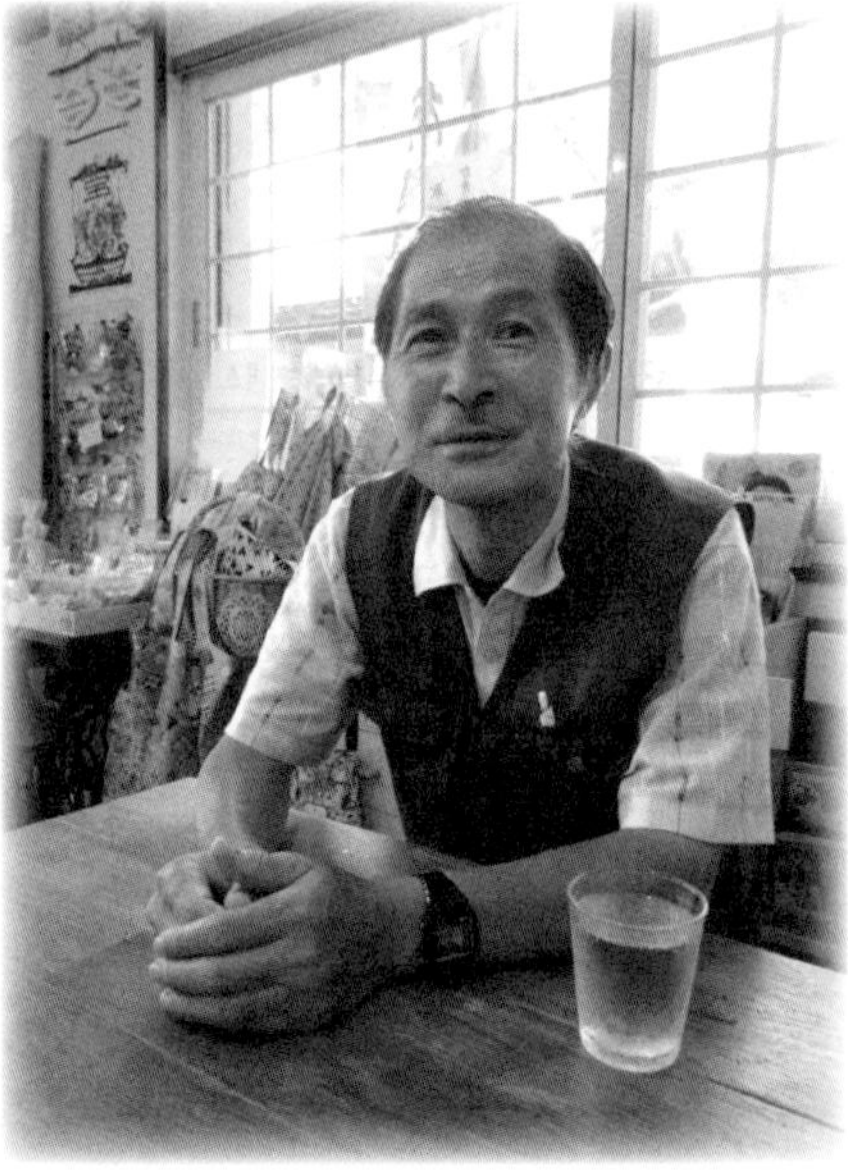

2022年9月　群馬県太田市　喫茶クルンモットにて

第Ⅲ部

「かごの鳥」に寄せて

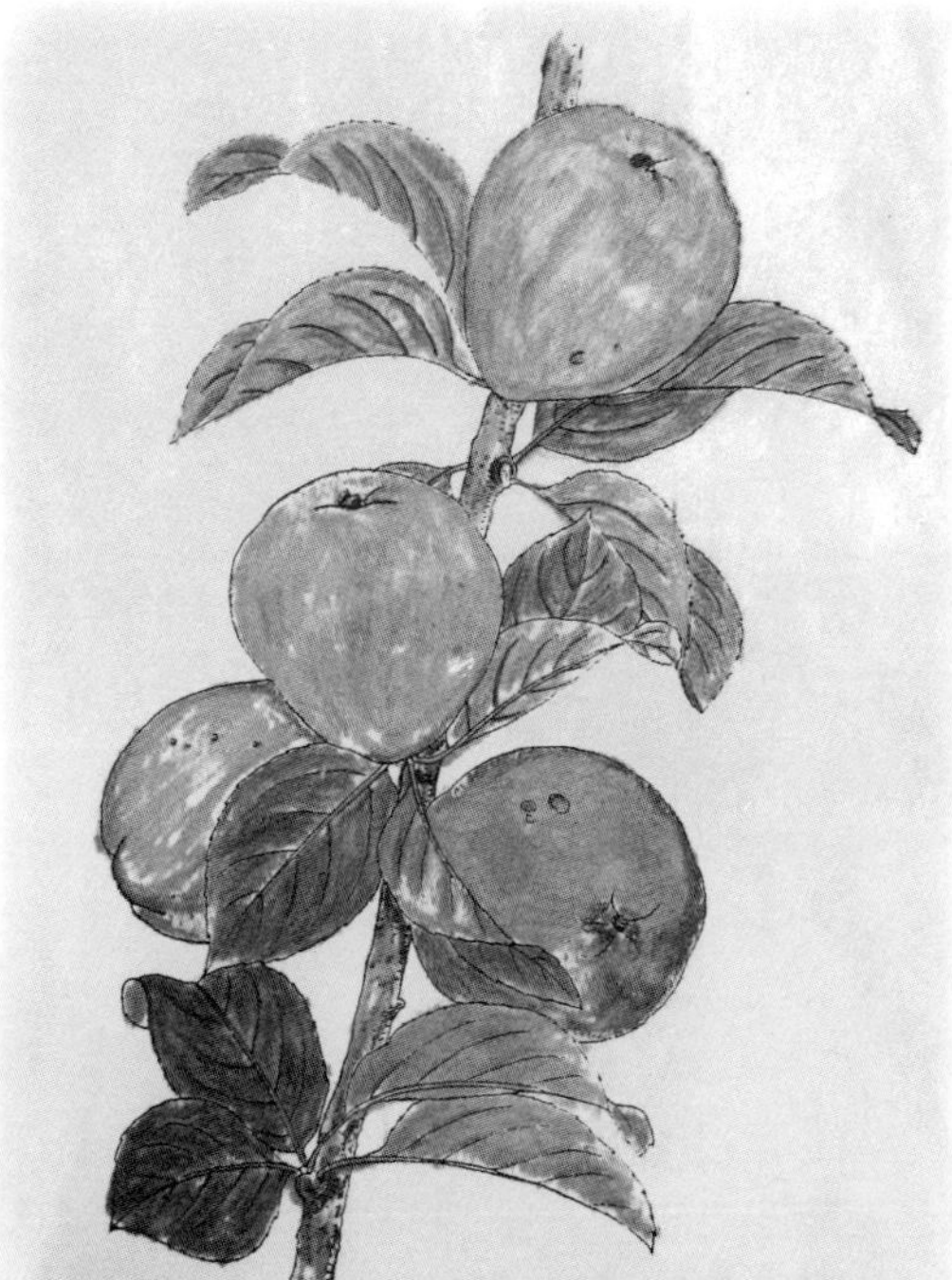

時男さんがいまも怯える長期入院の影

（ノンフィクション作家）織田淳太郎

〈最近書いた絵を送ります。いくら自分が絵を書いても、病院の中にいるので、いろんな病院の規則があるので、したい事も出来ないことがあります。（略）私はおそらくこの病院に一生居ると思います。他の患者で親に「一生入院してろ！」と言われ自殺した人がいましたが、私もそんな気持ちでいましたが、趣味が私を助けてくれました。（略）不通《ママ》の人でしたらとっくに自殺してるでしょうが、私は自分で夢（趣味）を掴んでいる途中です。（略）〉

二〇〇八年三月、私はひょんなことから福島県の精神病院に入院した。最初は何が起きているのかわからなかった。精神病院を終の棲家とする長期入院者の群れ。なかには半世紀近くもの歳月を病院で暮らす者もいたが、そのほとんどは入院治療が必要とは思えない、ごく普通の人たちだった。

そのなかに、一際精力的な入院者がいた。彼は新聞投稿用の川柳を毎日幾編も考えては、得意な絵画を描き、詩や小説などの思索にも励んでいた。

私の同室だった伊藤時男さん、その人である。彼は知り合ったその日のうちに、私に自身の境遇を話し始めた。

「ここは肉親に見放されている人が多いし、面会に来る人も少ないんだよ。おれだって、帰る家がないもの。オヤジは死んだし、継母は老人ホームにいるし……。腹違いの弟だけだな、たまに面会に来てくれるのは。その弟だって、おれを引き取ろうとしない。やっぱり、おれって厄介者なんだよ」

この時点で、時男さんは三十五年の継続入院、都内での入院生活を含めると、約四十年もの入院歴があった。多弁的だったものの、他の多くの入院者同様、私はこの時男さんにも異常的なものを見出していない。にもかかわらず、なぜ彼らは世間から隔絶された「鳥籠」のような生活に甘んじているのか。それに関連して、時男さんと以下のような会話を交わしたのも一度や二度ではなかった。

「この先、何十年、死ぬまでここにいると思うとゾッとしませんか?」

「別にゾッとしねぇよ」時男さんはあっさりと答えた。「三十五年もいるんだ。もう慣れっこになっちゃったよ」

「退院して外で暮らしたいとは思わない?」

「昔はそう思っていたけど、いまは思わない。ここに入る前、外でずいぶん嫌な思いもしたしな」

「グループホームに入るとかは?」

「グループホームに入れという話、病院からこれまでなかったしなぁ。それに、いつまた病気が出るかわからない。冬とか、特に危ないんだ」

「訪問看護とか受ければどうです?」

「そんなこと、考えてないな。いまさら外に出て苦労したくないし、何だかんだ言って、おれ、ここにいるのが一番幸せなんだよ」

この想いは、当時の時男さんのなかで頑として変わることがなかった。冒頭に掲げたのは、退院後の私に時男さんが絵画とともに送ってきた手紙の一節だが、そこに滲み出ているのも、趣味を唯一の拠り所にした自らの人生の帰結に対する哀しい諦観でしかない。

その時男さんが終の棲家と決めた精神病院が、二〇一一年三月の原発事故で廃院になった。詳しくは本編に譲るが、ここから時男さんのノーマライゼーションへの扉が一気に解き放たれたのは、皮肉というしかないだろう。

時男さんはいま、地域との繋がりのなかで「自由」を謳歌している。その過程で入院中に顕著だった「多弁」が嘘のように影を潜めた。あれほど精力的にこなしていた川柳の思索や絵画も、明らかにペースダウンした。

「あの頃は孤独だったんだろうな」と、時男さんは言った。「だから、趣味に依存しなければ生きていけない感じだったし、自分のことを認めてもらいたい一心で、ペラペラ話したんだと思うな。口数が減ったのも、それだけ自由になったからじゃないかな」

しかし、四十年以上もの無為な入院生活が、依然として彼の心に暗い影を落としていることも事実だろう。

社会復帰後まもなくして、試しとばかりに、群馬県太田市に住む時男さんを東武線の浅草駅に呼び出したことがある。太田駅発の特急電車の切符をあらかじめ予約購入し、乗車後は最終駅である浅草で下車すればいいと、段取りを組んだ上での待ち合わせだった。

あれから十年。時男さんは本当の意味で、社会復帰を果たすことができたのか。

「上野まで来いと言われても、怖くて浅草駅から動けないんだよ」

長期入院の背後に漂う暗雲は、いまも影法師のように時男さんに付きまとっている。

伊藤時男さんの国賠訴訟決意に刺激を受けて

（ＮＰＯ法人十勝障がい者支援センター理事長）　門屋充郎

「私のようなことを生み出さないために、あなた方の実践を深く反省し、裁判を共に闘い、応援してくれることを切にお願いします」と訴えたのは伊藤時男さんではない。

私がこの言葉を直接聴いたのは忘れもしない一九七三年四月六日、Ｙさんと母親の訴えであった。それは日本精神医学ソーシャルワーカー協会（現・日本精神保健福祉士協会）の横浜総会の場で、精神保健福祉士（以下、ＰＳＷ）であれば知らない人がいない『Ｙ問題』である。Ｙさんは受験浪人中で、家族とごたごたしていたことに悩んでいた両親が、精神衛生行政機関に相談したことに端を発する。担当した協会員の精神衛生相談員が、親の話を聴いただけで精神病と判断し入院対応まで決め、一九六九年某日に行政職員が自宅に警察官を伴い訪問。結果的に強引に手錠までかけて病院に連れて行き、診察もないまま精神病でもなかったＹさんを強制入院させた人権侵害事件であった。

二〇二二年十一月十七日、某新聞を見て驚いた、時男さんと同じ東京地裁で十一月十六日、ひきこもり支援をうたう業者に無理やり連れだされ、強制的に入院させられた男性が損害賠償を求めた訴訟で「入院は違法」との判決が出た記事だった。私は咄嗟に五十年たった今も同じことが起こっていると衝撃を受け、Ｙ問題を思い起こした。

五十年前のYさんは、ＰＳＷが権利侵害を起こすような実践を深く反省し、裁判などへの応援を求めたが、どう応えるかをめぐってＰＳＷ協会は存続も危ぶまれるほどの大混乱となり、十年近い論争が起こった。私は反省し応援すべきとの立場でこの渦中に身を置き、一九八二年の協会総会で『Ｙ問題』の総括を行い、『精神障害者の社会的復権』がＰＳＷの職責であり協会の存在目的であるとした『札幌宣言』を出して事態を終息させた。この経験を私は今に至る実践の土台に据え、社会的復権を実務とし、社会的入院の解消、強制入院の廃止、精神医療の一般科医療への転換、国の脱施設化政策を願うことになった。これらを担える専門職を目指して精神保健福祉士の国家資格づくりに関わり、社会復帰すなわち退院・地域移行支援を中核の業としてＰＳＷは資格化された。

伊藤さんがＰＳＷと出会っていれば退院できていたかもしれないものの、入院実態を見ると、資格者が採用されても残念ながら退院促進が図られたとはいいがたい。時男さんが国賠訴訟を起こさなければならない立場に追いやったのは、私を含むＰＳＷ総体が役割を果たさなかった結果と考えている。

時男さんの言葉「見て見ぬふり」を私もしてきたことによって、こんなに沢山の社会的・長期の入院者、強制入院者、物理的・化学的拘束者、一部には虐待、犯罪も見え隠れしている実態が続いている。時男さん同様な人達が今も大勢おり、これは私自身を含むＰＳＷの不作為であり裁かれてしかるべきとも考えている。

時男さんの裁判を傍聴しながら考えた私は、権利侵害を受けている現実を『見て見ぬふり』をすることなく『社会的復権』支援に取り組むことを、改めて日本精神保健福祉士協会に願うことにした。協会は基本方針として再確認し、毎年六月を「社会的復権を語ろう月間」と定め「社会的入院の解消を目指そう」と取り組み始めてくれた。私としては「語ろう」だけでなく、協会員一人ひとりが社会的復権支援を果たす行動月間として取り組むことを提案している。

今も我が国の精神科病院は、家族や地域・役所が困っている精神障害者の入院を引き受ける場となっている。地域に受け皿がないから、本人が困らないようにと入院生活の場を提供しており、入院を引き受けなければ家族、地域、保健所や生活保護などの役所も困ることになる。二〇二二年五月に開かれた国の検討会で某団体の長は、あたかも強制入院も長期入院や社会的入院を続けているのも、社会が困らないように良いことをしてあげているのだとも聞こえる発言を公言している。このような発言が公の場で許されている我が国なのだから、なんともやりきれない。

要するに、我が国の精神科病院は、医療を使って社会治安と収容生活の社会的役割を担う法制度となっている。その判断は個々の医師の裁量に委ねられているので、人の尊厳に基づいた医行為を行うかにかかっている。時男さんは偶然に起こった震災からの避難により、転院先で出会った医師によって退院ができ、この国賠訴訟も起こせた。なんとしても国の不作為を司法に認めてもらい、どのような精神医療体制にするかを、時男さんと共に創造することを夢見ている。

一万五千日の絶望を超えて

（明治学院大学教授）杉山恵理子

伊藤時男さんとの出会いは、精神医療国家賠償請求訴訟研究会の活動を通してであった。この活動を通して、私たちは伊藤さんの絵や詩などの作品に触れさせていただき、その豊かな感性に感動を覚えた。その感動を広く世の中に伝えたいという思いと、伊藤さんご自身の、作品に対する想いがこのブックレットの作成につながった。読者の皆さまには、このブックレットを通して伊藤さんの豊かな世界を感じていただければ幸いである。また、この拙文を通して、伊藤さんの人生にも思いを馳せていただければと思う。

伊藤さんに初めてお目にかかったのは、二〇一九年五月。弁護士の長谷川さんとともに国賠訴訟のためのカルテをいただくためにお宅に伺った。段ボール一杯のカルテを前に、その殺伐とした用件が嘘のように穏やかな笑顔で、たくさんのカラフルな絵や詩、写真を見ながら、これまでのご体験、現在の暮らしや趣味のことなどを語ってくださった。その後、ご一緒に食べに行った「群馬なのに佐野」のラーメンの美味しさを今も鮮明に覚えている。ラーメンを食べながらも、さらに思い出話や夢を聞かせていただき、伊藤さんの絶妙のユーモアに感心したり笑ったり。本当に楽しかった。その後は国賠訴訟研究会の例会にお越しいただいた際などにお目にかかった。伊藤さんは、いつも激することなく静かな佇まいでありながら、裁判に関しては「見て見ぬふりはできない」という点において揺るぎない態度を貫かれていた。しかし例会後の懇談では一転して、出会いの時のように楽しい時を過ごした。

心的外傷体験からの回復のために必要な作業に「服喪追悼」がある。これは、被害体験が無ければ得られたはずの、さまざまな人生の可能性を失ってしまったことを怒り、深く悲しみ、悼む作業である。この作業をていねいに行うことにより、改めて、その体験を無かったことにするのではなく、苦しみを乗り越え、新たな自分自身の人生を営んでいくことができると言われる。

伊藤さんは国から人生そのものを奪われる人生被害をうけ、深い心的外傷を体験した。にもかかわらず、伊藤さんが上記のような揺るぎない闘志を持ち今の人生を前向きに生きるまでに、どれほどの悲しみや悔しさがあったことかと思う。私事を述べて恐縮だが、私は二〇二〇年四月にコロナ後遺症に罹患、慢性疾患をもつ障害者となった。その後の人生でやりたいと思っていたことの大半を失った今、改めて比べ物にならない伊藤さんの苦しみを思う。六十代からのほんの少しの人生の可能性を失っただけの私でも、その喪失を受け入れるのは大変な作業だった。まして伊藤さんは、二十代の若さでその後の四十年以上の人生を、その中に含まれていたはずの、本当に多くの大切な可能性を失った。日本の劣悪な精神医療政策により、まさに人生そのものを奪われたのだ。毎日毎日、一万五千日以上も繰り返される可能性の喪失。気の遠くなるような心の傷つきと絶望感の繰り返し……。しかし、伊藤さんはその体験を乗り越え、「今まだ退院できずにいる人々のために、これから同じような目にあう人がでないように、そのために自分が役に立てるなら」と穏やかに、しかしきっぱりと私たちに語ってくださる。過酷な体験を強いられてきたにもかかわらず、その体験を活かし他者への貢献を果たされようとしている伊藤さんを、私は心から尊敬している。

二〇二二年一二月、第九回公判で久しぶりにお目にかかった伊藤さんもまた、変わらぬ佇まいであった。裁判経過の中で、終始問題に向き合おうとしない国の姿勢に対し、淡々と、しかし決然とした態度を崩さないその姿には、長年の過酷な体験で精錬されてきたとも言える「この国の精神医療を変えたい」という、揺るがぬ強い意思が現れていた。

私たちには何ができるのだろうか。

微力ながら地域で活動したり、大学教育の中で学生たちに現状と課題を伝えようとしたりしてきた。多くの心ある方々の弛まない努力があることも知っている。海外からの批判——クラーク勧告をはじめとした複数回の、新しくは二〇二二年の国連による改善勧告もあった。しかし現状を見る限り、この国を変えることはできていないと言わざるを得ない。人権に対する根本的な軽視が、どこまで掘っても終わりが見えないくらい根強いように感じる。当たり前に、あり得ないほど人の命も尊厳も軽んじられている。

でも、あきらめたら変わらない。「見て見ぬふりはできない」と思ってくださる方は伊藤さんだけではない。あきらめず、感じることをやめず、そして希望を失わず、私たちにできることをできるだけ、やり続けていきたいと思う。

伊藤さんを原告とする精神国賠裁判の概要

（精神医療国家賠償請求訴訟原告弁護団）長谷川敬祐

1

伊藤さんは、現在、精神医療に関する国の責任を問うべく、原告として国家賠償請求訴訟を提訴しており、私はその裁判の代理人を務めている。この裁判を多くの方が支援してくださるのは、日本におけるこの問題の深刻さを示していると同時に、伊藤さんの人柄にほかならない。そのような伊藤さんがなぜ長期入院を強いられ、その人生のほとんどを精神病院で送らざるをえなかったのか。率直に疑問でしかないが、それは決して取り戻すことのできない現実である。ならば、二度とこのような被害が生じないよう日本の精神医療政策は変わらなければならない。伊藤さんの提訴の動機は、そのために自分が役にたてれば、という思いであり、この裁判はその伊藤さんの思いによって成り立っている。

2

この裁判において、原告側は、①同意入院及び医療保護入院制度の違憲性、②真に任意性が担保されていない任意入院制度の違憲性、③精神科特例の違憲性、④国の地域医療政策への転換義務違反、⑤国による病院への指導監督義務違反、⑥入院治療の必要がないにもかかわらず入院を強いられている人に対する救済義務違反等を主張している。

強制入院という手段を講じなければ伊藤さんの病気は治療ができなかったのか。それはNOである。どんなに少なくともこれだけ長期に渡って入院する必要性などなかったはずである。それが許容され続けたのは、入口が広く、出口も見えない、同意入院という強制入院制度があったからにほかならない。医療保護入院制度になってもその本質は変わることなく、精神医療審査会もほとんど機能することないまま、伊藤さんは入院を強いられた。その後、伊藤さんは途中で任意入院に切り替わっているが、単に非強制の入院制度を広めることを主たる目的で創設された任意入院制度では、真の任意性が十分に担保されず、かえって入院の適否に関する監督もなされず、退院意欲が奪われたまま、事実上、入院を強制され続けた。そのような運用を許容する同意入院及び医療保護入院制度は違憲であるし、任意入院制度も違憲である。

また、伊藤さんに対して、病院側で退院を促進する体制があれば、あるいは、病院側に真に入院が必要かどうかに向き合える体制が整っていれば、伊藤さんはこのような長期入院にならなかったはずである。ところが、精神科特例により、多くの精神科病院は一般病院と比較して医師や看護師が少なくて良いとされている。人手が手薄なままの入院が行われているのである。国は精神疾患の多くは慢性であるから医師や看護師の人手が少ないことも許容されると言うが、そもそも慢性の患者に対してなぜ入院医療が選択されなければならないのか。仮に退院に向けたケアが必要とのことであれば、そこには人手が必要なはずである。退院を阻害する精神科特例制度は違憲にほかならない。

さらに、国は、クラーク勧告や国連原則等あるいは国会内での議論経過を踏まえれば、精神科医療について入院中心医療から地域医療政策への転換を図るべきであったことは明確であったにもかかわらず、国はこれを転換することはなかった。地域医療政策が充実していれば伊藤さんの退院が早まったことも明らかである。現に伊藤さんは単身アパート生活に何ら支障は生じてない。また、同意入院や医療保護入院制度がより限定的に解釈運用されるなど、国が精神科病院の状況や運用を適切に指導監督できていれば、伊藤さんの入院継続は認められなかったことも明らかである。なにより、伊藤さんのように社会的入院者が存在することは、国も明確に認めており、何度も国会で議論されていたのであるから、それに対して具体的な救済を図るべきであったにもかかわらず、国はこれを漫然と放置した。このように国が本来すべき精神医療政策の転換ないしは改善を怠っていたからこそ伊藤さんのような被害が生じたのである。

3

これらの問題は「仕方がない」で決して済まされる問題ではないし、尽力されている現場だけに委ねられてはならない。意に反して入院を強いられる、あるいは真に望んでいないにもかかわらず入院生活への適応を強いられるというのは、人権侵害にほかならない。その人権侵害に対し、どんなに少なくとも現実的な改善に向けた真摯な検討がなされるべきであるが、果たして国がそれを行ってきたと言えるのか。それを怠ってきた国の責任は明らかにされなければならない。

歴史に恥じない判決を

（ＮＰＯ法人日本障害者協議会代表）　藤井克徳

「致命的な病気の大多数は、病院でつくられる」、これは白衣の天使のモデルとなったあのナイチンゲールが残した名言の一つです。日本の精神科医療の今と本質を、見事に言い当てているではありませんか。その表現力と予見性に思わず脱帽といった感じです。しかし、感心している場合ではありません。一五〇年も前に言い放ったフレーズが、今も古臭さを覚えないところに、この国の精神科医療の異常ぶりをみることができます。異常ぶりそのものも大問題ですが、これに勝るとも劣らない問題が異常ぶりを見過ごしてきた背景です。今を生きる私たちに問われているのは、「異常ぶり」と「異常ぶりを見過ごしてきた背景」の二つの問題について、関連付けながら、そしてそれぞれを深掘りすることです。

伊藤時男さんの裁判は、まさにこの二つの問題に正面から向き合うものです。そのうえで、私はこの裁判には少なくとも次の五つのポイントがあるように思います。読者のみなさんそれぞれが、独自の着眼点や問題意識を重ねてもらって結構です。

一つ目は、時男さんの無念さを晴らすことであり、無条件で人権と尊厳の回復を図ることです。残念ながら、過ぎ去った時間を取り戻すことはできません。青春時代を黒幕が覆いつくし、結婚や子どもを持つ自由も歪められました。奪われた時間と自由をどう推し測るのかは容易ではありません。しかし、時男さんが遭遇した非人間的な体験と辛苦からすれば、それに費やすエネルギーは微々たるものです。歴史に耐え得る推し測りを行なうべきです。何より時男さんの納得が大切になります。

二つ目は、時男さんが提起したテーマを普遍化させ、共通の問題を抱える人に好影響をもたらすことです。社会的入院状態にある人の中には、自身の意思をうまく表せない人もいるはずです。みんながみんな訴訟を起こせるわけではありません。時男さんは、そうした人の、言わば代表選手なのです。言い方を変えれば、多くの人を苦しめてきた精神障害者政策の根本を問うことになります。

三つ目は、精神に障害のある人をめぐる本質問題について、市民社会に気付いてもらうことです。裁判には、社会の暗部を顕在化する作用があります。イメージ風に言えば、パンドラの箱の開示です。他方で、市民社会の側も、精神に障害のある人に対する差別や偏見は根深く、最も手ごわい無関心層の膨らみにつながっています。精神障害分野の好転には、メディアの役割に加えて、市民社会の後押しが不可欠です。今回の裁判は、市民社会の支援が重要になるのと合わせて、無関心層を引き付ける機会にもなります。

四つ目は、歴史的な裁判にあって、精神障害分野関係者のまとまりが問われることです。まとまりのないところに、メディアも市民社会も本当の応援は無いと思います。精神医療の現状を憂いている人は数多くいます。過去の経緯や考え方の違いがあるにせよ、ここは「精神障害者固有の人権侵害を正す」の一点で、文字通りの小異を捨て大同につくべきです。

五点目に、問題の顕在化だけではなく、近未来をきちんと描くことです。裁判を通して、改めて問題点が露呈するはずです。しかし、問題点の露呈は目的ではありません。大事なことは、問題点を詳らかにしたうえで、精神障害分野をいかに好転させるかです。裁判と並行して、あるべき姿の輪郭を明確にすることです。ここでも、関係者の深い交流とまとまりが重要になります。

さて、裁判はいよいよ佳境を迎えます。そして勝敗に決着がつくことになります。もちろん楽観は許されません。昨今の司法の傾向をみれば、何があってもおかしくないのです。ただし、中長期的にみれば、時男さんの提訴は勝利以外の答えはないと思います。問題は、司法による被告（政府）への気遣いというロスタイムを迂回するかどうかです。

迂回などせずに、素直に原告の一審勝利に向かうべきです。ちなみに、中長期的な勝利をなぜ確信するかですが、理由は明快です。人の道に大きく外れる社会的入院の状態が、いつまでも許されるはずがないからです。このことは、決して私だけの見方ではありません。先日の国連の障害者権利委員会による総括所見（日本政府への勧告　二〇二二年九月九日公表）でも強い論調で批判を連ねています。

国連関連の人権分野に関する文書の多くは、天気予報ならぬ政策予報の意味を持ち、実際にも政策面で水先案内人の役割を果たしています。時男さんには、生涯にわたり自由剥奪の重い過去がつきまとい、他方で自由を謳歌する時間はそれほど残されていません。もし、敗訴となれば、それは人権侵害の上塗り以外の何物でもありません。せめて素直な判決を出すことです。それは、日本社会が伊藤時男さんに今できることの最低限の行ないではないでしょうか。

精神国賠研と時男さんとの出会い

（精神医療国家賠償請求訴訟研究会 副代表）東谷幸政

ずっと探していた。
一九九五年に、初めて精神国賠の必要性を呼びかけて以来、ずっと。ずっと。
原告を求めて全国を歩いた。多くの人と会った。
当事者運動のリーダーと呼ばれる人たちに声を掛けた。
原告になろうという人も現れた。その数は十数人。
しかし、家族や仲間の反対、主治医からの反対、ご本人の体調不良、精神状態の悪化。
癌と闘い、無念の死を迎えた人。
さまざまな事情によって、次々に原告の予定者が消えた。
こちらがおかしくなった。
自分が欝の気分に襲われた。

しかし、諦めることはできなかった。
ここで諦めたら、精神医療の改革は頓挫してしまう。

私には確信があった。

アメリカの障害者運動の歴史や消費者運動の歴史を紐解けば、公共訴訟無しには権利の獲得はできなかったという事実。

国連やＷＨＯ、国際法律家委員会からの改善勧告や非難決議、国会での四〇〇回以上の質問や審議、公衆衛生審議会をはじめとする多くの答申により、地域精神医療への転換がうたわれたにもかかわらず、何も変わらなかった事実。

これらを総合すれば、日本の精神医療を変えるには、精神医療国家賠償請求訴訟が必要不可欠であるという事実。

この事実から逃げるわけにはいかない。

「この裁判は勝てない。勝っても現状は変えられない」という「識者」からの声もあった。

それは、公共訴訟のもつ意義をわかっていない妄言であると思った。今も思っている。

では、他に現状を変える戦略があるというのだろうか？

二〇一二年の秋の「精神医療」誌に、拙文を載せた。

「精神病院はいらない。精神医療国家賠償請求訴訟の意義」という論文。

ハンセン国賠との対比を行い、精神医療改革に裁判闘争が必須であることを説いた。

それを読んだ読売新聞の佐藤光展記者が私の職場に現れた。

「長い間、あなたのような人が現れるのを待っていました。全力で支援します」

励まされて、二〇一三年の一月に「精神医療国家賠償請求訴訟研究会」を起ち上げた。

わずか七名でのスタート。

それ以来、間もなく十年になるが、毎月の例会を開いてきた。

私の定年退職により、作業所が使えなくなり、しばらくは弁護士事務所で例会を開いたが、長谷川弁護士の開業を機会に日本社会事業大学に例会会場を移した。

現在は、ZOOMによるWEB例会となり、毎月開催されている。

原告が現れては消えることが何年か続いて、悩んでいた私は、旧知の作家、織田淳太郎さんに電話した。悩みを報告したところ、「伊藤時男さんを紹介するよ。会ってみれば？」と言ってくれた。すぐに時男さんに電話し、群馬県太田市の彼のアパートを訪問した。

さまざまな紆余曲折があった。苦労も多かった。

しかし、この精神国賠運動を通じて全国のこころある仲間と出会い、親交を持つことができた。二次、三次の訴訟、精神国賠家族訴訟など、課題は山積しているが、この運動の蓄積によって作られた人的資源と膨大な裁判資料の蓄積、法理論構成の蓄積は次のステージに向けての舞台を用意している。

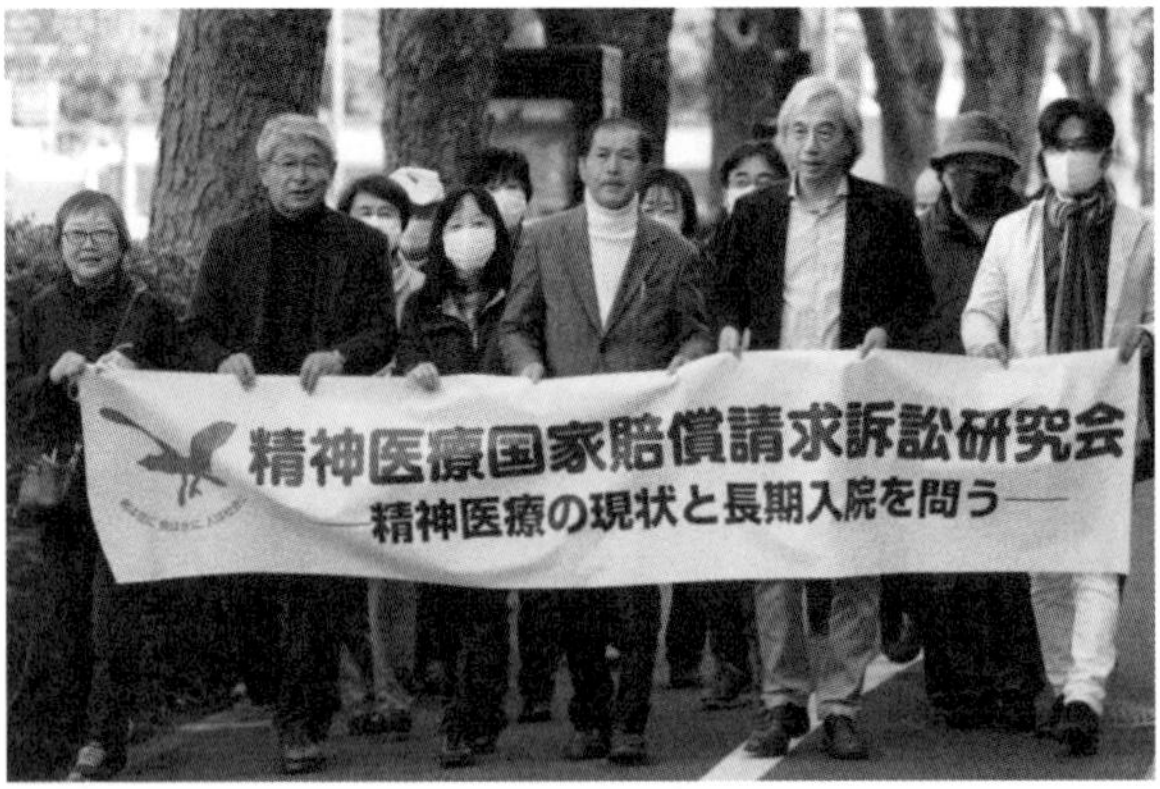
精神医療国家賠償請求訴訟研究会
―精神医療の現状と長期入院を問う―

第Ⅳ部

資料

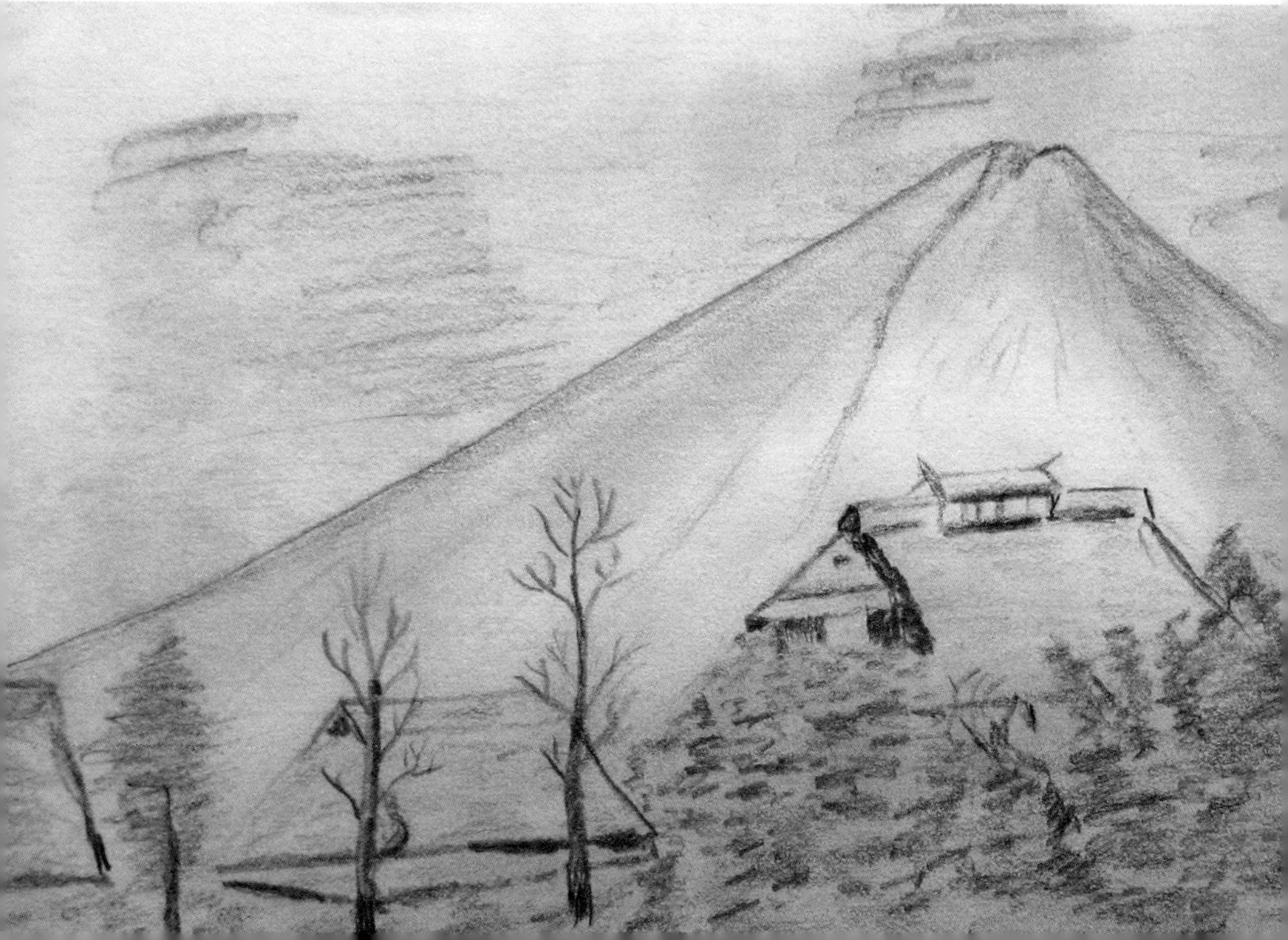

伊藤時男さん　年表

西暦年	元号年	精神保健医療福祉をめぐる動向	原告・伊藤時男さんの生活	年齢
	昭和			
1950	25	精神衛生法制定		
1951	26		誕生	0歳
1954	29	第1回精神障害者実態調査		3歳
1955	30	抗精神病薬クロルプロマジン承認		4歳
1956	31	厚生省公衆衛生局に精神衛生課新設	実母が結核で死去	5歳
1958	33	精神科特例		7歳
1964	39	ライシャワー事件		13歳
1965	40	精神衛生法改正		14歳
1967	42	朝日訴訟最高裁判決	高1中退、家出上京、叔父経営の食堂で働く（2年間）	16歳
1968	43	クラーク勧告	都内A病院入院2回（同意入院）	17歳
1970	45	朝日新聞「ルポ精神病棟」連載開始／やどかりの里発足	都内B病院入院（2年半）	19歳

1972		47	法務省「刑法改正草案」発表	都内B病院入院（1年半）	21歳
1973		48	朝日新聞社『ルポ精神病棟』刊行	都内C病院入院（4か月） 福島のD病院に転院	22歳
1975		50	精神障害回復者社会復帰施設運営要領	（以降、D病院に38年間入院）	24歳
1978		53	中央衛生審議会　精神障害者の社会復帰施設に関する中間報告	院外作業で養鶏場に1年半 プラスチック成型工場に1年半	27歳
1983		58	第4回精神衛生実態調査	コイル巻き工場で1年半	32歳
1984		59	報徳会宇都宮病院事件		33歳
1985		60	国際法律家委員会（ICJ）第1次調査団	再び養鶏場に院外作業に10年ほど	34歳
1987		62	精神保健法制定		36歳
1991	平成	3	国連精神保健ケアに関する原則		40歳
1993		5	精神保健法改正、障害者基本法成立 国内精神科病床363、010床でピーク		42歳
1994		6	地域保健法成立		43歳
1995		7	障害者プラン／精神保健福祉法制定	院内の給食作業に13年ほど従事	44歳
1997		9	大和川病院事件		46歳
2000		12	大阪府　社会的入院解消研究事業	保護者であった父死去（75歳）	49歳
2003		15	心神喪失者等医療観察法成立 精神障害者退院促進モデル事業		52歳

	元号				
2004		16	精神保健医療福祉の改革ビジョン		53歳
2005		17	障害者自立支援法成立／精神保健福祉法改正		54歳
2008		20	精神障害者地域移行支援特別対策事業	作業療法に参加	57歳
2009		21	障がい者制度改革推進本部		58歳
2011		23	障害者基本法改正 東日本大震災（福島第一原発事故）	D病院より避難、転院を繰り返した後に茨城県内のI病院へ	60歳
2012		24	障害者総合支援法成立	避難先のI病院より退院 グループホームに入居	61歳
2014		26	障害者権利条約批准	NHK「60歳からの青春」放映 ひとり暮らしを始める	63歳
2018		30	旧優生保護法国賠訴訟提訴	NHK「長すぎた入院」放送	67歳
2020	令和	2	新型コロナウイルス感染症パンデミック	東京地裁に精神国賠を提訴	69歳
2021		3	日弁連「精神障害のある人の尊厳確立」決議	精神国賠第1回口頭弁論～	70歳
2022		4	国連障害者権利条約対日審査総括所見（勧告）／精神保健福祉法等改正案国会上程	～精神国賠第9回口頭弁論	71歳
2023		5	NHK「ルポ死亡退院」滝山病院事件	～精神国賠第14回口頭弁論	72歳

※伊藤時男さんの生活史については、ご本人のインタビューによる。

※精神保健医療福祉をめぐる動向については、左記を参照している。

高岡健・岡崎伸郎・古屋龍太監修『精神医療改革事典』批評社、2023年

記者会見資料

令和2年（2020年）9月30日

報道関係者各位

担当弁護士　長谷川 敬祐

本日、東京地方裁判所に対し、精神医療政策の違法性を問う国家賠償請求訴訟を提訴いたしました。その概要について、以下のとおり、説明させていただきます。

1　本裁判の概要

本裁判は、統合失調症に罹患しているとして、約40年間もの間、精神科病院への入院を余儀なくされた原告が、被告を国として、損害賠償を求めるものです。

隔離収容政策に対する国家賠償請求という意味では、らい予防法違憲訴訟（ハンセン病）と類似しますが、精神医療の問題はより複雑です。らい予防法は、立法の不作為による違法性と厚生大臣の政策の違法性の双方が裁判の争点となりましたが、本裁判は、厚生大臣ないしは厚生労働大臣の政策の違法性のみを問う裁判です。

本裁判で問う政策の違法性の具体的な内容は、要旨、次のとおりです。

まず、日本の精神医療政策が、①精神障害のある人は社会にとって危険性のある者であるという位置づけのもと、同意入院（現・医療保護入院）が規定され、精神衛生法が成立したこと、②精神障害のある人を、長期収容を前提して民間病院に委ね、民間病院の設立を容易にしたり、医師や看護師数が一般科よりも少なくて構わないとする、いわゆる精神科特例を設けたこと、③欧米諸国が入院医療から地域医療や地域福祉への移行を具体的に検討し、政策を転換してきたのに、日本は少なくとも原告入院時期との関係では、医療政策、予算いずれも実効的な転換を行ってこなかったこと、④強制入院であるにもかかわらず、精神衛生法の同意入院の実体的な要件は極めて曖昧であり、その審査手続も不十分であること、⑤上記構造で形成された地域社会側の偏見があるにもかかわらず、強制入院の同意者として家族を位置付け、家族に本人の人権擁護とのジレンマを負わせ続けてきたこと（＊そのような家族が入院継続を希望せざるを得なくなったことが、長期入院の正当性の根拠とされてきたことを前提とします）等から、構造的に長期入院が生じる状態となっていたことを前提とし、

それによって生じた長期入院により、我々が当たり前のように享受している地域で生きる権利を剥奪されたことは、憲法13条、憲法14条、憲法22条1項、憲法25条に違反し、併せて、適正手続きを受ける権利の保障がないまま長期入院がなされたことは憲法31条に違反する状態であったことを主張したうえで、

そのような憲法違反の状態が生じていること、それを是正すべき必要性があることは、昭和43年5月30日のクラーク勧告の時点で明らかであり、遅くとも国際連合の「精神疾患を有する者の保護及びメンタルヘルスケアの改善のための諸原則」を日本が採択した平成3年12月には、厚生大臣ないしは厚生労働大臣が、隔離収容政策から地域医療への転換を実施し、長期入院者に対する実効性のある退院措置を講じる必要性があると認識したにもかかわらず、これを放置したことは国賠法上の違法である（政策転換、実効的な退院措置をすべき作為義務が生じていたのに、これを放置した不作為が違法である）、と主張しています。

2　訴状の内容

訴状については、別添の配布資料のとおりです（ただし、原告や病院名については一部省略しています）。

以上

訴　状

令和２年（２０２０年）９月３０日

東京地方裁判所 民事部 御中

原告訴訟代理人弁護士　長谷川　敬祐　外

当事者の表示　（省略）

国家賠償法1条1項に基づく国家賠償請求事件

訴訟物の価額　　３３００万円

貼用印紙額　　１１万９０００円

請求の趣旨

１　被告は、原告に対し、金３３００万円及びこれに対する本訴状送達の翌日から支払済みまで年５分の割合による金員を支払え。

２　訴訟費用は被告の負担とする。

との判決並びに仮執行宣言を求める。

請求の原因

第1　はじめに

被告国は、精神障害のある人に対して、危険な存在として隔離収容政策を実施し、日本社会における偏見を作り出した。世界各国が隔離収容政策は人権侵害であって誤りであると認めて、地域生活・地域医療へと転換を図っていくなか、被告国は過去の政策の過ちを認めることをせず、入院の長期化を現実的に抑止しようとせず、かつ、長期入院となった者に対して十分な救済措置を講じることもなく、これを漫然と放置してきた。

原告は、そのような被告国の政策によって、約40年もの間、様々な自由が制限される入院生活を強いられ、我々が当たり前のように享受してきた地域で暮らす機会そのものを奪われたものである。

原告は、これ以上自分のような人が生み出されてはいけない、また、自分と同じように長期入院となり退院できない人たちが退院できるようになって欲しいという思いで、被告国の政策の違法性を改めて問うために、本訴に至るものである。

第2　原告について　＊一部省略

原告は、昭和26年生まれの男性であり、統合失調症と診断された者である。

原告は、昭和43年（1968年）にA病院に医療保護入院で2度入院した後、昭和48年（1973年）5月にB病院に転院し、以降、昭和48年（1973年）9月からC病院に平成23年（2011年）3月まで（うち平成15年4月までは医療保護入院）入院を余儀なくなされた。その後、東日本大震災により同病院が閉鎖されたため、緊急的な転院を繰り返した後、D病院に転院し、平成24年（2012年）10月に退院したものであるが、D病院に転院するまでの間、退院に向けた十分な支援を受けることもなく、結果として40年近くも、自らの意思に反して精神科病院で過ごすことを余儀なくされた。

第3　前提―日本の精神医療の入院制度

1　現在の日本の精神医療は「精神保健及び精神障害者福祉に関する法律」（以下「精神保健福祉法」という。なお、詳細は第4で述べるが、精神保健福祉法は、従前、精神衛生法と称し、その後に精神保健法と名称を変更したうえで、平成7年（1995年）7月に精神保健福祉法となっている。）に基づき、概要、以下のような制度として運用されている。

（1）精神保健福祉法の対象（精神障害者の定義）

精神保健福祉法の対象とされる「精神障害者」は、「統合失調症、精神作用物質による急性中毒又はその依存症、知的障害、精神病質その他の精神疾患を有する者をいう」と定義されている（同法5条）。

（2）精神障害者の入院形態

精神障害者の主要な入院形態として、次のものが規定されている。

① 任意入院（同法21条）
② 措置入院（同法29条）
③ 医療保護入院（同法33条）

このうち、任意入院については、精神保健法で明文化された入院形態であるが、措置入院及び医療保護入院は精神衛生法時代から継続している入院形態である。

なお、その他の入院形態として、緊急措置入院や応急入院が存在するが、本件との関連性は低いため、本書面では省略する。

ア　任意入院について

上記①の任意入院は、自らの意思による入院（自発的入院）であり（同法21条1項）、任意入院者から退院の申出があった場合には、退院させなければならないとされている（同条2項）。但し、「指定医による診察の結果、当該任意入院者の医療及び保護のため入院を継続する必要があると認めたとき」は、退院の申出がある場合でも、72時間に限り、退院させないことが可能とされている（同条3項）。さらに、「緊急その他やむを得ない理由があるときは、指定医に代えて指定医以外の医師（中略）に任意入院者の診察を行わせることができ」、当該「診察の結果、当該任意入院者の医療及び保護のため入院を継続する必要があると認めたとき」は、更に12時間に限り、退院させないことが可能とされている（同条4項）。

なお、現実には、任意入院者が退院を申し出ても事実上退院を封殺されることも多く、特に施設症化した長期入院者（長期収容による無欲状態）などにおいては、真に自らの意思に基づいて入院をしているわけではなく、消極的選択として入院を余儀なくされていることがほとんどであるのが実態である。

イ　措置入院について

上記②の措置入院は、自らの意思によらない強制入院（非自発的入院）の一形態であり、警察官等からの通報、届出等（同法22条ないし26条）により都道府県知事が精神保健指定医2名（同法18条）に診察をさせ、「その診察を受けた者が精神障害者であり、かつ、医療及び保護のために入院させなければその精神障害のために自身を傷つけ又は他人に害を及ぼすおそれがあると認めたとき」に、都道府県知事がその者を強制的に入院させる行政処分である（同法29条1項）。

ウ　医療保護入院について

上記③の医療保護入院は、同じく強制入院の一つであり、精神保健指定医1名による診察の結果、「精神障害者であり、かつ、医療及び保護のため入院の必要がある者であつて当該精神障害のために第20条の規定による入院が行われる状態にないと判定されたもの」又は同法34条1項の規定により医療保護入院等のために移送されたものについて、その家族等（配偶者、親権者、扶養義務者、後見人又は保佐人。該当者がいない場合等は、市町村長）のうちいずれかの者の同意があるときに、精神科病院の管理者により行われる入院形態である（同法33条1項ないし3項）。強制入院であるが、措置入院と異なり、医療費（入院費）は公費負担ではなく、契約者である本人ないしは家族負担となる。

なお、精神衛生法時代には「同意入院」という名称であり、精神保健法で「医療保護入院」に名称が変更されている。

（3）医療保護入院の審査等

前述のとおり、医療保護入院は、精神科病院の管理者による強制入院であるものの、指定医による診察による判定のみが要件とされ、事前に司法審査を経ない。精神科病院の管理者は、十日以内に、保健所長を通じて都道府県知事に届け出をし（同法33条7項）、あるいは、定期に、保健所長を通じて都道府県知事に報告をするのみである（同法38条の2第2項）。ただし、当該届出及び報告については、都道府県（政令指定都市にあっては当該指定都市）が設置する精神医療審査会にて、入院の要否に関して書面審査がなされている（同法38条の3）。

また、精神科病院に入院中の者又はその家族等（その家族等がない場合又はその家族等の全員がその意思を表示することができない場合にあっては、その者の居住地を管轄する市町村長）は、都道府県知事に対して、退院等を命じることを求めることができる（同法38条の4。なお、政令指定都市にあっては、当該指定都市市長。以下同じ。）。かかる退院等の請求がなされた場合、都道府県知事は、精神医療審査会に、その審査を求めなければならず（同法38条の5）、精神医療審査会の審査の結果に基づき、その入院が必要でないと認められた場合には、当該精神科病院の管理者に対しその者を退院させることを命じなければならないとされる（同条5項）。

2　現在の日本の精神医療制度の概要は上記1のとおりであるが、かかる制度が精神障害者を社会から長期的に隔離収容する政策として機能し、日本社会に精神障害に対する根深い偏見を生み出すことになっていることを明らかにすべく、以下、第4にて日本の精神医療政策の経緯等について述べる。

第4　被告国による長期隔離収容政策及び精神障害に対する偏見を生み出した政策の展開、継続及び放置

1　精神衛生法の制定（昭和25年・1950年）

第二次大戦以前、被告国は、私宅での監置をせざるを得ない状況があるなど、精神障害のある人に対する保護及び治療が不十分であるとの認識のもと、公立の精神科病院の設置を目指していたが、これを実現させることはなかった。その後、第二次世界大戦を経て、戦後に社会保障制度が整備されるなかで、昭和25年（1950年）、これまであった精神病者監護法及び精神病院法を廃止し、議員立法により、精神衛生法が制定された。

このときに発議した議員の発言として、「第一に、この法案は、苟しくも正常な社会生活を破壊する危険のある精神障害者全般をその対象としてつかむことといたしました。従来の狭義の精神病者だけでなく、精神薄弱

者及び精神病質者をも加えたのであります」「第二に、従来の座敷牢による私宅監置の制度を廃止して、長期に亘って自由を拘束する必要のある精神障害者は、精神病院又は精神病室に収容することを原則といたしました」と記されていることからも明らかなとおり、同法は、精神障害のある人を「社会生活を破壊する危険のある精神障害者」として位置づけ、社会から隔離して長期間収容することを主たる目的とするものであった。

この精神衛生法において、強制入院の形態として、措置入院と同意入院（現在の医療保護入院）が設けられたが、同意入院は、同法第３３条により「精神病院の長は、診察の結果精神障害者であると診断した者につき、医療及び保護のため入院の必要があると認める場合において保護義務者の同意があるときは、本人の同意がなくてもその者を入院させることができる。」と定められた。これは、現在の精神保健福祉法第３３条の「精神科病院の管理者は、次に掲げる者について、その家族等のうちいずれかの者の同意あるときは、本人の同意がなくてもその者を入院させることができる。一　指定医による診察の結果、精神障害者であり、かつ、医療及び保護のため入院の必要がある者であって当該精神障害のために第２０条の規定による入院が行われる状態にないと判定されたもの」（以下略）という規定と実体要件はほぼ変わっておらず、日本の強制入院ないしは精神医療政策はこの精神衛生法を基礎として実施されている。

2　薬物療法の普及（昭和３０年・１９５５年）

一方で、昭和３０年（１９５５年）頃、向精神薬であるクロルプロマジンが開発され、主として統合失調症は薬物による治療が可能となった。以後、多くの欧米諸国では、薬物療法の普及を踏まえ、人権尊重の観点から、長期収容を前提した入院治療ではなく、地域医療政策を推し進めていくようになった。

当初は、日本も同様に地域医療政策への方針転換の必要性を認識しており、例えば、「精神衛生法施行五十周年（精神病者監護法施行百周年）記念　精神保健福祉行政のあゆみ」の１５４頁以下には、「精神医学の進歩、特に昭和３０年頃から日本には向精神薬が普及しだして、３０年代の終わり頃にはいろいろな薬がでまわるようになって効果を上げていたのです。さらに欧米の開放的な地域医療の考え方も、日本の良心的な精神科の先生方、特に松沢病院でありますとか国立精神衛生研究所、そういう方々の努力で知られるようになってきていた」などと記載されている。

3　民間病院の普及及び精神科病床数の増加

ところが、被告国は、欧米諸国が地域医療政策への方針転換を図ろうとするなかで、日本は病床数が少ないという理由で、入院医療の質や病床数のコントロール及び地域医療のあり方等を十分に検討することなく、精神科病床数をとにかく増加させる政策を打ち出した。

具体的には、強制入院という強制力のある入院であるにもかかわらず、公立病院ではなく民間病院にその役割を委ねることとし、民間病院の設立・運営を容易にするため、いわゆる精神科特例（昭和３３年・１９５８年）が設けられた。精神科特例とは、入院患者数に対する必要な医療職の配置の割合につき精神科を特例扱いにするものであり、精神科医は他の診療科と比較して３分の１で足り、看護師は他の診療科と比較して３分の２で足りるというものである。これは、治療ではなく長期療養を前提とする人員配置であり、精神科病院の入院患者には十分な医療を提供しないことを構造的に最初から容認していたものである。

さらに、昭和３５年（１９６０年）には、医療金融公庫法が施行され、民間精神科病院に対して特別に長期低利融資が設定され、その質を問わず、民間の精神科病院が多く設立されることとなった。

精神科病院を公立病院ではなく民間病院として普及させることは、諸外国のなかでも例外的であり、民間の精神科病院が普及することとなれば、入院の可否あるいは入院継続の可否よりも、民間病院がその存続のため、経営の論理を優先させることになりかねず、入院治療が長期入院化することは明らかであった。

4　ライシャワー事件、精神衛生法の改正等

そのような状況下、昭和３９年（１９６４年）３月、ライシャワー駐日アメリカ大使（当時）が１９歳の少年に刺されるという、いわゆるライシャワー事件が発生した。同少年が精神科病院での入院治療歴があったこ

とから、当時の首相は、厚生大臣を通じて、公衆衛生局長に対し、全ての精神病の患者を入院させるために法改正をするように求め、また、国家公安委員会による精神障害者早期発見のための警察官による家庭訪問徹底などの方針が決定され、警察庁保安局長から厚生省公衆衛生局長への精神衛生法の改正申し入れなどがなされた。

これに対して、地域医療政策への転換の必要性を感じていた一部の精神科医らが猛反対した結果、政府が求めるような法改正は阻止されたが、翌年の昭和４０年（１９６５年）６月の精神衛生法一部改正は、保健所の機能強化、精神衛生センターの設置など地域医療政策にかかる内容が法制化される一方で、警察官・検察官等について精神障害者に関する通報・届出制度、措置入院の無断退去者についての警察への届出義務制度など、社会防衛的な観点からの改正も大きな要素とされるものであった。

そして、精神衛生法改正によって掲げられた地域医療政策の部分についても、当時の政府はその方針を十分に理解せず、実施に向けた検討を行わず、予算の裏付けも十分に得られないまま、その結果、改正時に議論されていた入院医療から通院治療への転換は実現されなかった。

同時に、被告国は、薬物療法によって統合失調症の治療が可能であることが実証されていることを政策判断において考慮することなく、精神衛生法制定時あるいはライシャワー事件などによって生じている国民の「精神障害のある人は危険な人物であり、隔離入院が当然である」旨の偏見・差別を除去することもせず、実質的には長期隔離収容政策を推し進める形となった。

5　クラーク勧告とその勧告の放置

他方で、厚生省は、一部の医師あるいは役人らにおける地域精神医療体制等が不十分であるとの認識に基づき、世界保健機構（ＷＨＯ）西太平洋事務局に顧問要請を行っており、昭和４１年（１９６６年）１２月３日には４度目の顧問要請を行った。同要請を受けて、昭和４２年（１９６７年）１１月、イギリスのデビット・クラーク博士が来日し、約３ヶ月間にわたり調査がなされた。

上記調査を踏まえ、昭和43年（1968年）5月30日、日本政府に対し、いわゆるクラーク勧告が出された。

このクラーク勧告では、観察報告あるいは考察として、次の点が指摘されている。

・地域精神衛生サービスについて、外来での精神医療サービス、精神医療の補助的な活動、精神衛生連盟と自殺予防学会のような自発的活動が日本では見当たらない。

・欧米と異なり、日本は私立経営が多い。積極的な現代治療法や社会復帰活動が会得されているという証拠はなく、患者の活動水準は非常に低いものであった。

・厚生省に上位の位置にいる経験豊かな精神科医（専門家）がいない。

・新しい施設を人口の中心部から離れた安い土地に建てるのは一見経済的に見えるが実はそうではない。社会復帰はきわめて困難になり、その結果患者は永久下宿人になってしまいがちである。

・日本では精神衛生団体がすくない。こういう団体のないことは大衆一般の精神病や精神病院についての無知や恐れや偏見があるからである。このことは精神病を理解し、それに対する偏見をとりのぞくための公衆教育がかけていることに関係があるのだろう。

・地域精神衛生活動の発達がゆっくりしている（同様に精神病院の活動性と自由が欠如している）数多くの理由の一つは、日本の精神科医の間に現代の社会精神医学の原理についての理解が欠けていることによることは疑いの余地がない。

そのうえで、クラーク博士は、要旨、次の内容を勧告し、日本における精神医療の転換の必要性を訴えた。

6　勧告

6.1　政府

精神医学的中央管理の問題が極めて重要である。1953年以来ほとんど変化していない。

（1）精神衛生は公衆衛生、児童福祉およびその他の部門に匹敵する部局でなければならない。

（2）厚生省は有能な訓練を受けた若い精神科医を職員として充当すべきである。
（3）国立精神衛生研究所を強化し、その予算の増加がなされることが必要であり、臨床設備が、研究所に割り当てられて研究や研修のためにもっと活用されることが必要である。

6.2　精神病院の改善

非常に多数の統合失調症の患者が入院患者としてたまっており、長期収容による無欲状態におちいり、国家の経済的負担を増大させている。社会療法、作業療法および治療的コミュニティという方法をおこなうことが、こういう患者の治療に有効であることが英国、ヨーロッパ、ソ連で経験されている。精神病院の職員にこの知識を与え、入院患者の着実な増加を防ぐため、積極的な治療とリハビリテーションを奨励するよう推進すべきである。

6.3　精神病院の統制

厚生省は精神病院に対する国家的監査官をつくるべきことを考慮すべきであり、それには新しい法律が必要となろう。この監査官は、少なくとも年1回、日本のすべての精神病院を訪問し、各病院について十分な報告を書く責任を持ち、勧告を含めて出版する。監査官の勧告に基づいて政府が精神病院の資格を取り消す権力を持つようにすべきである。

6.4　健康保険制度

現在の方法は、入院患者をふやすことだけを奨励し、外来活動を発展させる意欲を失わせている。入院治療より外来治療を行おうとする積極的な刺激にならなくてはならない。精神療法は、時間のかかる専門化された治療形式であり、高度の訓練を要する技術として認められるべきである。診療報酬は少なくとも、外科の外来患者について外科医に与えられるものと同程度、できればそれ以上のものであることが望ましい。

6.5　アフターケア

（1）治療、長期間の追跡、地域社会にいる統合失調症患者のための社会扶助を与える精神科医及び地域社会ワーカーによって構成される外来クリニックの必要性が大きい。私立精神病院は、退院患者のために、もっと広汎な外来設備を用意するように援助されなければならない（変更された保険給付によって）。

（2）地域社会の働き手であるソーシャルワーカーと保健師に対して、精神医学の訓練が必要である。
（3）有効性が証明されている地域社会の特殊施設（夜間病院、ハーフ・ウェイ・ハウス及びホステル、昼間病院、保護工場、治療的社交クラブ）が極めて必要である。

6.6　リハビリテーション（略）

6.7　専門家の訓練（略）

ところが、厚生大臣を含む被告国は、同勧告の内容を認識しておきながら、これを完全に無視し、隔離収容政策から地域医療政策へと転換することもなかった。そればかりか、むしろ精神科病床数のさらなる増加を容認し続けた。その結果、欧米諸国では精神科病床数が減少するなか、日本では精神科病床数が増加を続け、また、精神科病床数の平均在院日数も、他の諸外国と比較して3倍以上である約300日から約350日となっていった。

7　その後の法改正の経過—隔離収容政策が継続され長期入院者に対する退院支援の措置を講じられることはなかったこと

（1）その後、昭和58年（1983年）4月に、栃木県宇都宮市にある精神科病院報徳会宇都宮病院にて、看護職員らの暴行により入院患者が死亡するという、いわゆる宇都宮病院事件が起き、翌年である昭和59年（1984年）3月に同事件が明らかになると、日本の精神医療は国際的に批判されることとなった。
（2）昭和60年（1985年）5月には、国際連合の非政府機関である国際法律家委員会調査団による調査がなされ、同委員会から、同年7月31日に、要旨、次の勧告が出された。

（現状）

・日本の精神医療制度の現状は、精神障害者の人権及び治療という点において、極めて不十分とみなさなければならない。
・懸念される問題は、（a）入院手続及び在院中の患者に対する法的保護の欠如、（b）長期にわたる院内治療が大部分を占め、これに比して地域医療及びリハビリテーションが欠如しているという特徴を有する治療システム、である。
・特に精神病院への入院が着実に増加している（１９８４年には３３万人以上）ことに着目するが、このような傾向の逆転を求める１９６５年以来の行政方針にも反する。
・１９６８年のＷＨＯ顧問（クラーク博士）による報告は、必要とされる変化をもたらさなかった。クラーク勧告の大部分は、なお実現されていない。
・精神科病床の８０％以上は私立精神病院のものであり、従って、ここには直接的な行政コントロールは及んでいない。患者は極めて長期間にわたり在院する傾向にある。
・病院経営等の経済的要因によって在院は長期化されている。
・日本における現在の精神衛生サービスの構造及び機能が、広範囲にわたり、不適切な治療形態及び重大な人権侵害をもたらす諸条件を作り出しているといいうる。
・精神障害者に対する治療及び対応という点で、日本の文化的特異性を強調されるが、普遍的な人間の要求と人権の根元的性格は文化的要素を超えると考えている。
・精神障害者を排除しつづける傾向はすべての社会でみられるが、多くの国家は、さまざまな手段でこうした問題に対処している。特に重要なこととして、入院期間中の必要とされる看護及び治療だけでなく、リハビリテーション及び地域医療に対する適切な手段の整備がある。
・日本国憲法及び国際人権Ｂ規約に記されている諸権利は、現在のところ精神障害者に対し、完全には保障されていない。
・諸改革を求める人々の努力は、広範な反対、無関心、精神障害者に対する偏見、更には無視し得ない行政的怠慢によって阻害されてきた。彼らの努力は自治体及び国家政府、専門家団体及び国際団体によって助成されなければならない。

（直ちにとるべき手段）

・現在の日本の精神衛生システムに存在している重大な諸問題に対する最低限の解答として以下の手段を直ちにとるべきである。
・強制入院のすべてのケースについて独立した審査を行うなど、精神衛生法を改正すること。
・厚生省及び自治体当局は精神障害者に対する地域医療及びリハビリテーションプログラムを大規模に発展させるために、これを促進し、必要な財源を提供する、医療費の保険システムは近代的な精神科医療手段及び精神障害者のニーズを考慮して修正されなければならない、また、精神衛生担当機関は、現在の長期在院者のリハビリテーションを促進し、新入院者の不必要な長期在院を防ぐために、精神病院の諸活動を注意深く監督しなければならないなど、精神衛生サービスの改革及び再検討をすること。
・精神科医に対してリハビリテーション及び地域精神医療を特に重視することなど、精神衛生分野の教育及びトレーニングの改革をすること。

（3）被告国は、当初は法制度に不備はないと強弁していたが、国際的な批判が強くなるなかで、患者の人権尊重等の観点から、昭和62年（1987年）9月、精神衛生法が精神保健法として改正され、自発的入院制度である任意入院を創設するなどに至った。

しかしながら、ここでも医療保護入院（同意入院）の実体要件については、何らの変更を伴わず、独立した審査も導入されず、これまでの強制入院制度は肯定したままとされた。また、国際法律家委員会で指摘されるような地域医療やリハビリテーションへの転換も不十分なままであった。特に隔離収容政策によって入院が長期化して施設症となっている者に対しては何ら実効性のある退院促進の措置が講じられることはなかった。加えて、『統合失調症のような精神障害のある人は長期間精神科病院に入院すべきである』という現在も払拭されていない誤った認識を是正するような政策をとることもなく、民間病院の精神科病床数も削減されず、一度強制入院となるとそれが長期化する制度的・社会的・経済的構造は放置されたままであった。

（4）その後、被告国は、平成3年（1991年）12月に、国際連合の「精神疾患を有する者の保護及びメンタル

ヘルスケアの改善のための諸原則」を採択した。そのなかには、
「すべての患者は、可能な限り自己の居住する地域社会において治療及びケアを受ける権利を有する。」（同原則7）
「すべての患者は、最も制限の少ない環境下で、かつ、患者の保健上の必要性と他の人の身体的安全の保護の必要性に照らして適切な、最も制限が少ない、あるいは、最も侵襲的でない治療を受ける権利を有する。」（同原則9）
「（強制入院が許容されるのは）その者が精神疾患を有しており、かつ、以下のように判断する場合に限られる。ａその精神疾患のために、即時の又は切迫した自己若しくは他の人への危害が及ぶ可能性が大きいこと、または、ｂ精神疾患が重篤であり、判断力が阻害されている場合、その者を入院させず、又は入院を継続させなければ、深刻な状態の悪化が起こる見込みがあり、最小規制の代替原則に従って、精神保健施設に入院させることによってのみ得られる適切な治療が妨げられること」（同原則１６）

などの原則が掲げられている。

そして、平成7年（１９９５年）5月に、精神保健法を、精神保健及び精神障害者福祉に関する法律（同年7月施行。以下「精神保健福祉法」という。）に改正するなど、理念的には精神障害のある人に対する人権尊重や地域生活への移行の施策を掲げるようになるものの、依然として存在する日本の長期入院化構造が解消されることなく、原告のような長期入院者が現実に救済されるような措置が講じられることはなかった。

実際に、平成２０年度（２００８年度）に至っても、国民医療費における精神医療費（推計）1兆７９７８億円のうち、入院医療費が1兆３２７７億円となっており、入院外医療費は十分とは到底言えない。また、地域移行・地域定着支援といった精神障害者施策の推進の予算は、令和2年度（２０２０年度）でさえも、２１６億円（うち１９０億は医療観察法関連）に過ぎず、入院患者の地域移行への取り組みが不十分であることは明らかである。

原告は、偶然にも東日本大震災によって長期入院から脱することができたが、逆に東日本大震災がなければ

退院が実現することはなかった。このような状態に陥っているのは必ずしも原告に限ったことではない。

8　同意入院ないしは医療保護入院の保護者、保護義務者（同意者）ないしは家族との関係

そもそも、日本では、いわゆる保護者（保護義務者）制度に裏付けられるように、家族に負担を担わせ、家族が退院を受け入れるかどうかを大きな退院の要素としていた。しかし、前記のとおり、地域側に『精神障害のある人は危険な人物であって長期入院すべきである』との偏見が形成され、かつ、地域医療ないしは地域福祉の制度が不十分な状況においては、家族が本人の退院を受けいれることは容易ではない。家族にそのようなジレンマを負わせ、そのジレンマを負った一種の利益相反となった家族が、強制入院及びその入院継続の責任を担わされることは、入院患者に対する人権擁護の観点からは相当とはいえない。にもかかわらず、被告国は現在に至ってもそれを正当であると肯定し続けている。

9　小括

以上の被告国の精神医療に関する長期入院を前提とした政策及びその政策によって作出された偏見により、多くの精神障害のある人が、入院治療の必要がないにもかかわらず、長期入院を余儀なくされることとなった。これは、医療保護入院といった強制入院だけの問題ではなく、施設症という無欲状態となった任意入院でも同様であることは、前記５のクラークが指摘するところである。

第５　人権侵害

第４記載の被告国の政策により、原告を含む長期入院者は、少なくとも次に述べるような甚大な人権侵害を受けた。

1　地域で生きる権利の剥奪

管理された病院での入院生活は、極めて多くの基本的人権の制限を伴うものである。他科の入院でさえ、起床、食事、外出、日中生活の時間など多くの制約を伴うが、精神科では、自らの意思に反して入院を強制させ

られ、しかもその後も日々の生活上の自由が制約されることは当然かのように病院内での制約的な生活を強いられるのであって、地域で生活する我々が、当たり前のように享受し意識さえもしていない人としての尊厳を保つ上で重要な基本的な自由が不合理に剥奪されている。

特に、精神科病院は、長期隔離を前提に都市部から離れた場所に設立されていることが多く、また前記の社会での偏見も相まって閉鎖的な世界が作出されており、地域社会とのつながりが断絶されている。精神科病院の入院者は、地域社会で生活する自由だけでなく、地域社会と交流する自由でさえも制限をされてきた。

そのような自由の制約は、可能な限り短期間でなければならないことは言うまでもない。しかし、入院期間が何十年となる異常極まりない状態は、日本においては当然のように存在してきた。

本来、病気があろうが、心身上の障害があろうが、成功だけでなく失敗も含めて自分の人生のあり方を選択する自由が奪われるようなことはあってはならない。病気そのものは服薬によって症状を抑制することができ、かつ、その人に生じている心身上の機能障害及び社会的な障壁については、退院促進及び地域福祉あるいは地域社会の偏見の是正によって解消することが可能であり、入院治療を法的にあるいは事実上長期間継続させる必要などありえない。仮に、その入院期間内に、病院内で自由に行動ができ、またリハビリ等がなされていたとしても、それは決して個人の尊厳を前提とした人生ではない。なぜ精神障害のある人だけがそのような差別を受けるのか。

かかる差別的取扱いは、幸福追求権を保障した憲法13条のみならず、平等権を保障した憲法14条、居住、移転及び職業選択の自由を保障した憲法22条1項、文化的な最低限度の生活を営む権利を保障した憲法25条を侵害するものである。

2006年に採択され、日本も2014年に批准した国連障害者権利条約19条が、自立した生活及び地域社会への包容を独立して保障するのも、このように障害者が自身の生活に関するあらゆる選択やコントロールを否定されてきた歴史に鑑み、生活に関する選択とコントロールに対する自由とともに、独立して生活することと、そして地域に包摂される権利が障害の有無にかかわらず誰にでも平等にあることを改めて確認する趣旨である。

原告は、成人期の約40年間も入院生活を余儀なくされ、上記のように日常の自由を制限されるばかりか、居住する場所も自分で決められず、仕事をする機会を喪失し、さらに、社会内で人間関係を形成し、ときに異性と交際し、婚姻する機会を奪われ、また、大事な家族の葬儀に立ち会う機会さえも奪われた。すなわち、社会で自分で選択した人生を送るという憲法が掲げる根本的な権利が侵害されてきた。

2　入院治療についての差別的取扱い

また、精神科医療の入院患者は、他の診療科と比較し、前記の精神科特例あるいは医療法に基づく人員配置などによって十分な医療を受けることができていない。精神科医療がそのような特例によって区別を受けることに対する合理的な理由は存在しない。適切な人員配置なくして十分な治療などありえない。むしろ、精神科医療においては、リハビリテーションの促進が重要であることは前記のとおりであり、一般科よりも人手が必要となるはずである。

すなわち、精神科医療は、適正な医療を受ける権利に関して、他の診療科と比較して極めて不合理な差別を受けており憲法14条の平等権を侵害するものである。

3　適正手続きを受ける権利の剥奪─明確性の原則違反及び審査手続きの不十分さ

そもそも、行政手続きも憲法31条が適用ないしは準用されるべきであるところ、強制入院であるにもかかわらず、適正な司法手続きを経ない同意入院ないしは医療保護入院は、適正手続きの原則に違反する。

前述のとおり、その実体要件は、隔離収容政策を前提とした精神衛生法から全く変わっておらず、その「医療及び保護」の必要性の要件が曖昧であるばかりか、そのために『入院が必要である基準』についても極めて曖昧である。要件が極めて曖昧なままに精神衛生法時代の制度を容認し続けていることは、いくら事後的な審査手続きを設けようとも明確な審査基準は存在しないものと同然であり、したがって精神障害を有する人の強制入院の可否及び入院継続の可否の審査において十分に機能せず、当事者の権利保障手続きとして全く適当ではない。

同意入院ないしは医療保護入院あるいはその継続について、現行法上の実体的要件は入院継続の要件や期間についても何ら明示せず、広範な上に明確性を欠いており、これらは自由を剥奪される要件としての明確性の原則に違反する。強制入院が治療を目的とするとはいえ、本人の意思に反して基本的な自由を制約するものである以上、切迫性や最小規制の代替原則に基づく限定解釈も加え、要件該当性を厳格に判断すべきである。しかしながら、現行法は、当事者の権利を過度に制限するものである。

さらに、現行法はこれらの一連の判断について司法手続きに付すこともなく、適正な審査手続きを保障されておらず、この点も適正手続きの原則に違反する。現在は、強制入院に対する事前の司法審査に代わる事後的な準司法審査として、強制入院の入院届（なお、措置入院には入院届制度がない）及び定期病状報告によって入院ないしその継続の必要性を審査する制度となっている。ところが、その運用状況は、入院者や病院管理者の意見聴取が必要的になっていないこともあいまって（精神保健福祉法38条の3第3項）、書面審査しか実施されず、形骸化が甚だしい。また、現行の精神医療審査会は、現在各都道府県（及び政令指定都市）に設置され、各都道府県内に事務局があり、強制入院手続を施行する行政機関との独立性が確保されていない。5名からなる合議体の構成委員についても、法律上は、精神保健指定医である医療委員2名以上、精神保健福祉士等の保健福祉委員と弁護士等の法律委員が各1名以上とされているが、実際には、医療委員がその過半数を占める合議体が多く、結果として現状の医療の必要性が過度に追認され、入院者の権利保障の役割は果たしていない。このように、当事者の権利保障のための客観的かつ独立した手続も整備されておらず、適正手続原則に違反する。

加えて、同意入院ないしは医療保護入院は、指定医1名の診察で足りる代わりに、保護者ないしは同意者が入院者本人の権利擁護者たる立場にたち、不必要な入院を抑止することとなっている。しかしながら、前記のように、家族は地域の偏見を前提として本人を入院させなければならない（あるいは退院させてはならない）というジレンマを負っており、権利擁護者として責任を担わせることは、そもそも利害関係上極めて困難である。このようなジレンマを負った家族等の同意に基づく強制入院を決定させる制度は、適正手続原則違反である。それればかりか、同制度は、本人や家族等との関係を破壊させかねず、また家族等に無理を強いる決断を求めることになり、家族として幸福に生きる権利さえも侵害しているといえる（なお、韓国の憲法裁判所は、２０１６年９月２９日、日本と同様の医療保護入院制度につき、患者の人権を守る仕組みが十分でないことを理由として違憲の判断を下している）。

このような精神衛生法あるいは精神保健法、精神保健福祉法による同意入院ないしは医療保護入院は憲法３１条に違反するものであり、少なくとも上記のような不明確かつ不十分な手続きによって入院ないしは入院継続基準が継続容認されてきた運用は憲法３１条に違反するものである。

原告は、その多くの期間を同意入院ないしは医療保護入院によって入院を強制されており、憲法３１条で保障される適正手続きを受ける権利を侵害された。

第６　国家賠償法第１条第１項の違法性

１　厚生大臣ないしは厚生労働大臣の政策転換をしなければならないことの認識及び作為義務

厚生省は、当時の厚生省設置法により、社会福祉、社会保障及び公衆衛生の行政事務、事業を司る省庁であり、精神衛生にかかる行政事務等も司る機関であるところ、厚生大臣はその長である（厚生労働大臣については厚生労働省設置法）。

前記のとおり、日本の精神医療が社会防衛的な発想に基づき長期隔離収容政策に基づいたものであることは精神衛生法時代の国会の審議経過等からも明らかであったところ、厚生大臣は、クラーク勧告を受けた昭和４３年（１９６８年）５月３０日の時点で、精神障害のある人に対する入院医療が不十分であること、長期入院政策によって必ずしも入院治療の継続が必要でない人も入院が継続されていること、精神医療を入院から地域医療政策に転換する必要性があること、このまま放置すれば入院者が施設症化すること、そのことによって前記の人権侵害がなされていること等を認識していたか、少なくともそのことを認識することが可能であった。

厚生労働大臣は、遅くとも、国際連合の「精神疾患を有する者の保護及びメンタルヘルスケアの改善のための諸原則」を採択した平成3年（1991年）12月頃には、人権救済の観点から日本の精神医療の転換の必要性を認識し、同時に、既に多くの入院者が医療保護入院あるいは施設症化した任意入院によって長期入院となっており、実効性のある退院促進政策を実施しなければ人権侵害の状態がその後も継続することも認識していた。

それゆえ、厚生大臣ないしは厚生労働大臣は、上記各時点において、人権侵害が甚だしい長期入院者を生み出すことのないよう、あるいは、長期入院者が生じている現状を積極的に解消すべき作為義務を負っていた。

2　厚生大臣ないしは厚生労働大臣の不作為による義務違反

しかしながら、厚生大臣あるいは厚生労働大臣は、クラーク勧告を受けても全く改善の姿勢を見せず、これを完全に放置し、隔離収容政策から地域医療への転換を実施せず長期入院者をさらに生じさせ、その後に長期入院者が数多く存在するようになっても、過去の政策が誤りであることを認めず、既に生じている長期入院者に対する実効性のある退院措置を講じることのないまま、加えて精神障害のある人は強制的であっても入院が必要不可欠との社会における偏見を是正することもなく、原告に代表されるような、基本的人権が著しく損害されている長期入院者に対し救済を行うこともなかった。

そのような人権侵害行為を故意あるいは少なくとも過失によって放置した不作為は、国家賠償法1条1項の違法なものである。

第7　損害

1　原告は、上記の被告国の政策により、人々が当たり前のように送っている地域社会での生活の機会ないしはその自由を約40年間失い、人間としての尊厳を奪われたことによって、もはや取り戻すことのできない損害を被ったものであり、慰謝料その他の損害は３０００万円を下ることはないが、原告はこのうち金３０００万円を請求するものである。

2　本件における弁護士費用は、金３００万円が相当である。

第8　結論

よって、原告は、被告国に対し、厚生大臣ないしは厚生労働大臣の違法行為によって損害を受けたことを理由として、国家賠償法1条1項に基づき、請求の趣旨のとおり、損害賠償を求めるものである。

以上

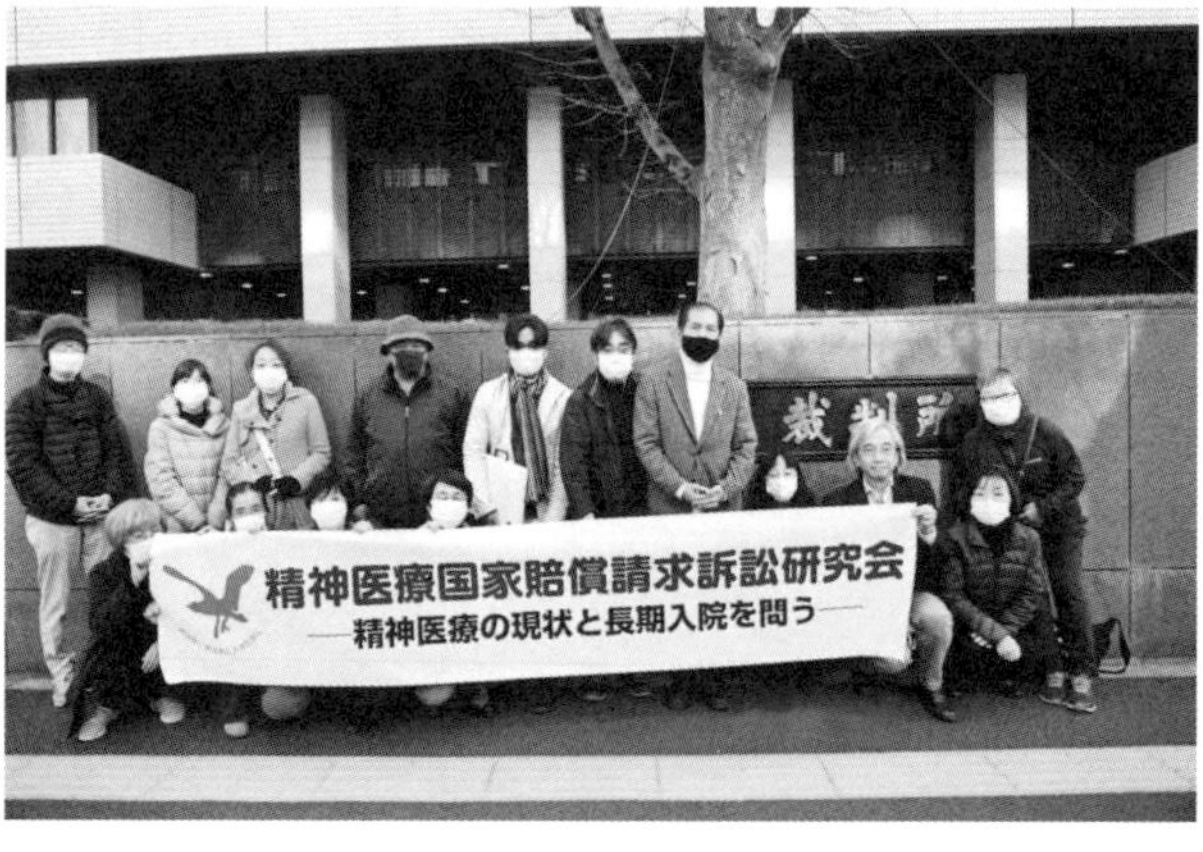
裁判所
精神医療国家賠償請求訴訟研究会
―精神医療の現状と長期入院を問う―

あとがき

この本は、伊藤時男さんへのインタビューを中心に、彼が原告となって提訴した精神医療国家賠償請求訴訟の資料をまとめて編集したものです。

第Ⅰ部では、原告及び原告代理人が法廷で述べた「意見陳述」を、そのまま掲載しました。『かごの鳥』という本書のタイトルは、時男さんの希望もあって、この原告意見陳述冒頭の詩から名づけられました。

第Ⅱ部のインタビューでは、できるだけ時男さんの肉声を文字にしたかったので、やどかり出版の皆さんに反訳していただいた原稿をもとに、時男さんの言葉そのままを残すようにしました。ただ、どうしても会話と文字は違うので、読まれた方が理解しやすいように内容の前後を入れ替えたり、言葉を補ったところもあります。校正段階で、時男さんに目を通してもらって確認はしていますが、読みにくい部分があったり、内容が未整理な部分があるとすれば、それは編者の至らなさゆえです。

第Ⅲ部では、この裁判を見守り、支えてくださっている6名の方に寄稿していただきました。時男さんの裁判に至る背景や、この裁判が問うものを簡潔にまとめていただいています。この国の精神医療の抜本的な構造改革を求める裁判の意味を、極めて明確に示していただいたことに感謝申し上げます。

第Ⅳ部には、時男さんの年表や提訴記者会見時の資料、訴状などを資料として収載しました。多くの人にとって裁判というものは縁遠く、裁判資料に目を通すのは相当な苦労があると思います。それでも、これらの資料から精神医療国家賠償請求訴訟が問題としている、この国の長年にわたる精神医療政策の歴史的な誤りを読み取っていただければ幸いです。

表紙まわりや各部の扉には、時男さんの絵画や川柳を配しました。入院中に描き、綴られたこれらの作品が、時男さんのお人柄や当時の心情を一番表していると思います。今回掲載できたものは少ないですが、作者のまなざしを感じ取っていただければと願います。

＊

時男さんを原告とする精神医療国家賠償請求訴訟は、２０２０年９月３０日に東京地方裁判所に提訴され、翌２０２１年３月１日の第１回口頭弁論を皮切りに、本書発行時までに計１４回の裁判が行われています。時男さんは群馬から上京して、毎回すべての裁判に出席し、閉廷後に行われる裁判報告会にも参加しています。

時男さんが本裁判の原告となることを決意した気持ちは、本書冒頭の「意見陳述書」やインタビュー本文をお読みいただければ伝わると思います。時男さんは、長い入院の果てに亡くなられた多くの患者さんのことが忘れられませんでした。入院先で出会い亡くなった患者さんたちが、時男さんの背中を押してくれているようです。

しかし、時男さんは、当初から本裁判の原告になることに意欲的であったわけではありません。むしろ２０１８年頃には、一旦原告になることを表明しながら、その後撤回をしています。親しい周囲の方から「国を相手に勝てっこないよ」と説得されたそうで、時男さんは「そうだよな。無理だよな……」と断念したそうです。

それでも、改めて本裁判の原告になろうと思ったのは、ピアサポーターとしての活動の体験が大きかったようです。「施設症」という言葉を初めて知ったのも、その頃のようです。訪問した精神科病院の病棟には、あの頃の自分と同じような長期入院の人がたくさんいました。「かごの鳥」であった自分はたまたま東日本大震災で自由になれたけれども、まだ「かごの鳥」のまま入院し、退院を諦め、病院で一生を終えようとしているひとたちと、時男さんは出会いました。時男さんは「見て見ぬふりはできない」と思い「自分にできること」を考え、裁判の原告となることを決意しました。

カラオケと焼きそばと猫が好きで、いつも飄々と笑顔で語る時男さんは、国を相手に裁判を戦っているひとにはとても見えません。しかし、自身が体験した精神科病院での出来事や精神医療の実情を語る時の時男さんの表情は、とても厳しくなります。時男さんの利他的な思いや「和」を大事にして他者とかかわる姿勢が、多くのひとの共感を生み、この裁判の原動力になっているのだとつくづく感じます。

＊

精神医療国家賠償請求訴訟研究会は、2013年に7人でスタートしました。多くのひとにこの裁判のことを知ってもらうために、精神国賠研はさまざまな広報活動を行ってきました。ホームページやSNSで発信し、パンフレットやリーフレットをあちこちの集まりで配り、裁判がマスコミでも報道されたこともあり、賛同者は増えていきました。本書発行時点で、匿名の方も含めて約630名の方々が会員・賛助会員・支援者に名前を連ねています。

精神国賠研には、当事者や家族の方々をはじめ、専門職や市民の方々など、多種多様なひとが参加しています。コロナ禍以降は、月例会をZoomによるオンライン会議で継続してきています。それぞれの立場や意見の違いを尊重し合い、対等に対話をするために、参加者はお互いを「～さん」づけで呼び合うようにしています。時に厳しい議論になることもありますが、お互いの意見に耳を傾けて聴く姿勢が大切にされています。

毎回3～4時間に及ぶ月例会の場を「なんとも言えず不思議で豊かな時間」と評した方がいます。「この国の精神医療を変えたい」という一点だけで集まっている任意団体ですが、その思いは多くのひとのこころに火を灯し、共有されています。立場や意見の差異を大事にしながら、決して悲観的になることなく、時男さんとともに歩んでいければと願っています。

＊

「いつ出来上がるかなぁ」と楽しみにしていた時男さんに、ようやく本書を手渡すことができます。こうして多くの方が読みやすいブックレットにまとめていただいた、やどかり出版の増田一世さん、石井みゆきさんはじめスタッフの皆さまに感謝申し上げます。

本書を手にされた読者の皆さまが、時男さんの裁判の行方を見守り応援して下さることを、そしてこの国の精神医療を抜本的に変えていくムーブメントをともに創り上げていって下さることを、こころから祈ります。

2023年12月15日

精神医療国家賠償請求訴訟研究会　代表

古屋龍太

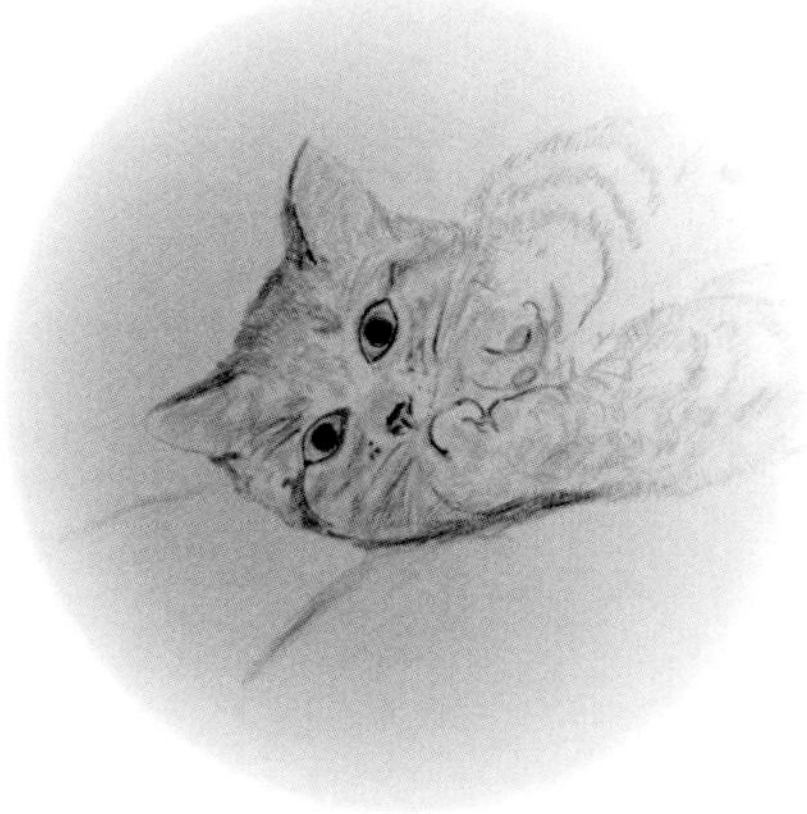

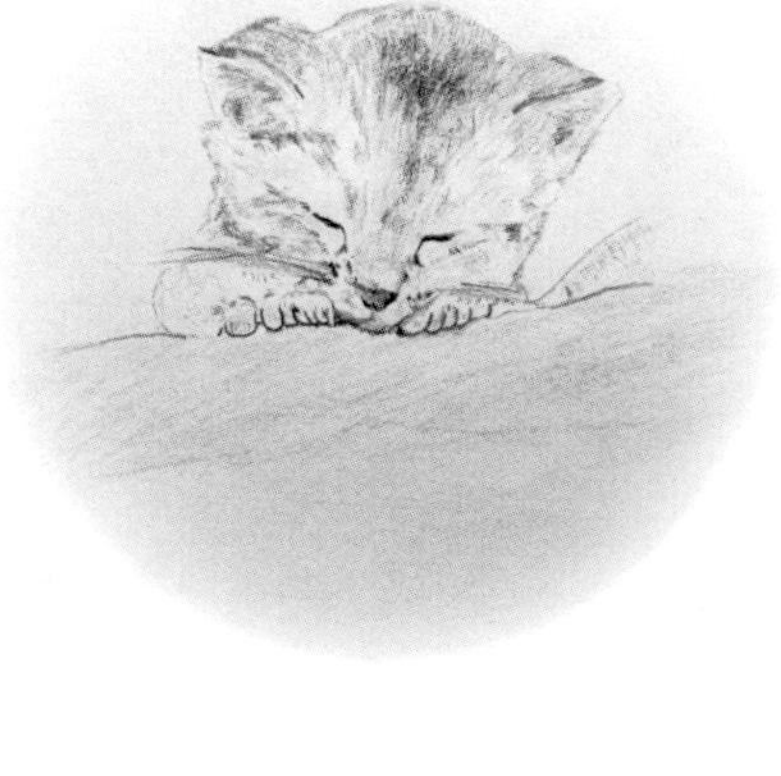

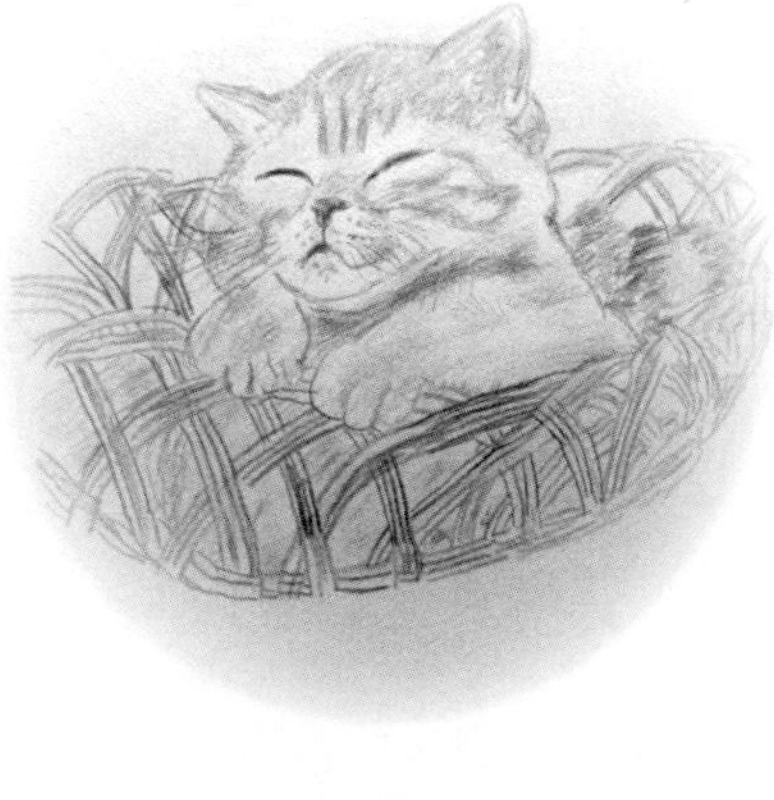

精神医療国家賠償請求訴訟研究会への
入会・お問い合わせは下記まで

＊

〒113-0033　東京都文京区本郷2-17-13　広和レジデンス２F
（有）エム・シー・ミューズ内
精神医療国家賠償請求訴訟研究会 事務局

メール：seishin.kokubai@mcmuse.co.jp
事務局 TEL 03-3812-0383　　FAX 03-3812-0376
相談 TEL 03-6260-9827 ／ 03-6820-1198（受付時間10:00 ～ 20:00）
ホームページ https://seishinkokubai.net/

執筆者一覧

【著　者】

伊藤時男（いとう　ときお）

1951年生まれ。17歳時に統合失調症を発症し東京都内の病院を経て、福島県内の病院で約40年間入院。福島第一原発事故で避難し、転院先の病院から2012年退院。グループホームを経て群馬県でひとり暮らし、ピアサポーターとして活動。2020年に精神医療国家賠償請求訴訟を提訴。著書に時東一郎のペンネームで『精神病棟40年』（宝島文庫）がある。

【編　者】

古屋龍太（ふるや　りゅうた）

1958年生まれ。国立精神・神経センター病院でソーシャルワーカーとして勤務後、日本社会事業大学の教員を経て同大学名誉教授。精神医療国家賠償請求訴訟研究会代表、日本精神保健福祉士協会相談役。著書に『精神科病院脱施設化論』（批評社）、『精神障害者の地域移行支援』（中央法規）、編著に『みんなの退院促進プログラム』（ミネルヴァ書房）など。

【寄　稿】

織田淳太郎（ノンフィクション作家）

門屋充郎（NPO法人十勝障がい者支援センター理事長）

杉山恵理子（明治学院大学教授／精神医療国家賠償請求訴訟研究会相談役）

長谷川敬祐（西東京きらり法律事務所／精神医療国家賠償請求訴訟原告弁護団）

藤井克徳（NPO法人日本障害者協議会代表）

東谷幸政

（プロジェクツけやきのもり代表／精神医療国家賠償請求訴訟研究会副代表）

視覚障害などの理由から本書をお読みになれない方を対象に，テキストの電子データを提供いたします。ただし，発行日から３年間に限らせていただきます。

ご希望の方は，①本書にあるテキストデータ引換券（コピー不可），②本頁コピー，③200円切手を同封し，お送り先の郵便番号，ご住所，お名前をご明記の上，下記までお申し込みください。

なお，第三者への貸与，配信，ネット上での公開などは著作権法で禁止されております。

〒337－0026　さいたま市見沼区染谷1177－4　やどかり出版編集部

かごの鳥

奪われた40年の人生を懸けた精神医療国家賠償請求訴訟

2024年 1月15日　発　行

著　者　伊藤時男

編　者　古屋龍太

発行所　やどかり出版　代表　増田一世

〒 337-0026　さいたま市見沼区染谷 1177-4

Tel　048-680-1891　Fax　048-680-1894

E-mail　book@yadokarinosato.org

https://book.yadokarinosato.org/

ISBN978-4-904185-52-0

キリトリ

かごの鳥

2024.1